家政服务从业人员技能培训系列教材

BINGHUAN PEIHUYUAN
(JICHU ZHISHI)

病患陪护员
（基础知识）

沈燕君 ◎主审
应茉薇　叶国英 ◎主编
郭玲玲　董丽芳 ◎副主编

ZHEJIANG UNIVERSITY PRESS
浙江大学出版社

图书在版编目(CIP)数据

病患陪护员：基础知识/应茉薇,叶国英主编. —杭州：浙江大学出版社,2017.6

ISBN 978-7-308-16927-1

Ⅰ.①病… Ⅱ.①应…②叶… Ⅲ.①护理学—基本知识 Ⅳ.①R47

中国版本图书馆 CIP 数据核字（2017）第 110185 号

病患陪护员(基础知识)

应茉薇　叶国英　主编

责任编辑	徐　霞
责任校对	杨利军　王安安
封面设计	北京春天
出版发行	浙江大学出版社
	（杭州市天目山路 148 号　邮政编码 310007）
	（网址：http://www.zjupress.com）
排　版	杭州林智广告有限公司
印　刷	杭州杭新印务有限公司
开　本	787mm×1092mm　1/16
印　张	10.5
字　数	243 千
版 印 次	2017 年 6 月第 1 版　2017 年 6 月第 1 次印刷
书　号	ISBN 978-7-308-16927-1
定　价	25.00 元

病患陪护员（基础知识）
编委会

主　　审　沈燕君

主　　编　应茉薇　叶国英

副 主 编　郭玲玲　董丽芳

编　　者　（以姓氏笔画为序）

王　凤（宁波卫生职业技术学院）

叶国英（宁波卫生职业技术学院）

朱晓卓（宁波卫生职业技术学院）

任典寰（宁波卫生职业技术学院）

米　岚（宁波卫生职业技术学院）

苏吉儿（宁波卫生职业技术学院）

李伟东（宁波卫生职业技术学院）

应茉薇（宁波卫生职业技术学院）

汪　明（宁波卫生职业技术学院）

张　玲（宁波卫生职业技术学院）

陈慧玲（宁波卫生职业技术学院）

袁黎君（宁波大学医学院附属医院）

徐小萍（宁波卫生职业技术学院）

郭玲玲（宁波卫生职业技术学院）

董丽芳（宁波卫生职业技术学院）

虞静琦（宁波市第二医院）

前　言

　　根据《国务院办公厅关于发展家庭服务业的指导意见》国办发〔2010〕43号文件精神，为大力发展家庭服务业，提高家庭服务从业人员职业技能与素养，在宁波市贸易局的委托下，宁波卫生职业技术学院精心组织专业教师及相关一线人员制定了《宁波市病患陪护员职业标准》(以下简称《标准》)，我们根据该《标准》编写了病患陪护员培训系列教材。

　　该培训系列教材，在内容上体现"以职业活动为导向、以职业能力为核心"的指导思想，突出职业培训特色；在结构上针对病患陪护员职业活动领域分级别编写，分别为《病患陪护员(基础知识)》《病患陪护员(初级)》《病患陪护员(中级)》《病患陪护员(高级)》4本。《病患陪护员(基础知识)》内容涵盖《标准》的基本要求，其他各级别教材的各章对应于《标准》的工作内容，各节对应于《标准》的"技能要求"和"相关知识"。

　　《病患陪护员(基础知识)》教材编写分为两部分，第一部分包含职业道德、基本人文素养、相关法律与法规知识等；第二部分包含正常人体解剖与生理、心理学、环境卫生与院内感染预防的基本知识、不同病患对营养摄入及进食要求和常见疾病患者的照护知识等内容。

　　《病患陪护员(初级)》教材包含清洁照护、睡眠照护、饮食照护、排泄照护、卧位及安全保护、给药照护、病情观察、消毒隔离、临终照料等最基本、最基础的内容。

　　《病患陪护员(中级)》教材对初级教材的内容进一步加深描述，增加内科常见疾病患者的照护、外科常见病患者的照护及康复照护等内容。

　　《病患陪护员(高级)》教材对初级、中级教材所涉及的内容(如消毒隔离、康复照护)继续进一步加深描述，增加应急救护技术、儿科常见病患儿的照护、产科常见病患者的照护、妇科常见病患者的照护、危重病患者的照护、心理照护等内容。

本教材在编写过程中,考虑职业培训特点,每一章节有学习目标、相关链接、思考题等栏目,并配有大量图片,有助于学生对知识的理解。在编写过程中,参考了许多医学和照护学方面的参考书,叙述中力求文字精练、重点突出、删繁就简,更适合于职业人员培训使用。

由于水平和时间所限,本教材中不妥、错误及遗漏之处在所难免,恳请使用本书的从业者和读者批评指正,使我们的教材不断改进,质量不断提高。

本教材在编写过程中得到宁波市医疗中心李惠利医院、宁波市第一医院、宁波市第二医院、宁波大学医学院附属医院等单位大力支持与协助,在此表示衷心感谢!

编　者

2017 年 3 月

目　　录

第一部分

基础知识

第一章 职业道德

🎯 **学习目标**

1. 能说出道德、职业道德的概念和特点。
2. 能说出病患陪护员职业守则的具体内容。
3. 能应用病患陪护员的职业守则对病患实施照护。

第一节 职业道德基本知识

生活在社会中的人,几乎都要从事各种职业,承担力所能及的社会劳动,服务于社会,一方面实现自己的理想,另一方面也获得相应的职业报酬作为主要生活来源。不同的职业有着不同的职业要求,不论你从事的是哪种职业,都要遵守这个职业所规定的道德规范,承担职业责任。所以,职业道德是社会化的角色道德,是道德在职业领域的具体体现。

一、道德

(一) 道德的概念

道德是调整人与人、人与社会、人与自然之间关系的行为规范的总和,是一种普遍的社会现象。道德是人道、博爱的行为,它重在实践,而实践是评价道德的唯一标准。在一个具体的社会形态中,道德可划分为三部分:社会公德、家庭道德、职业道德。

1. 社会公德

社会公德是社会生活中最简单、最起码、最普通的行为准则,是维持社会公共生活正常、有序、健康进行的最基本条件,是全体公民在社会交往和公共生活中应该遵循的行为准则,也是作为公民应有的品德操守。社会公德的基本行为准则是"文明礼貌、助人为乐、爱护公物、保护环境、遵纪守法"。

2. 家庭道德

家庭道德是家庭成员之间应该遵循的道德。孝老爱亲是中华民族的传统美德,古代圣贤就提出了"父慈子孝、兄友弟恭、夫义妇顺"的道德规范。作为长辈,要关心爱护、培养教育自己的子女；作为晚辈，要尊敬、孝顺、赡养、爱戴自己的父母。新修订的《老年人权益保障法》要求子女定期看望、关心老人，履行"精神赡养"义务，这也是家庭道德的一个体现。

3. 职业道德

职业道德是为适应各种职业要求而产生的道德规范，是人们在履行本职工作过程中应遵循的行为规范和准则的总和，也是人们在从事职业的过程中形成的一种内在的、非强制性的约束机制。

（二）道德的特点

1. 道德的社会性

当你的行为影响到别人的利益时，就构成了道德问题。如见义勇为、舍己救人、尊老爱幼、保护环境等行为是良好道德的体现，被人们所颂扬；相反，见死不救、虐待老幼、乱扔垃圾、违反交通规则等则是不道德的行为，被人们所唾弃。因此，道德以其准则影响着人们的生活，它具有明显的社会性。

2. 道德靠社会舆论和个人信念发挥作用

一方面，道德依靠社会舆论来倡导和维持，如电视、网络、报刊等新闻媒介对各种社会现象和人的行为进行报道，表彰好人好事，抨击社会丑恶，使大家分清是非荣辱，从积极的方面劝导人们从事善行。另一方面，道德依靠个人信念，所谓"人人心中有杆秤"，从而分辨善恶、区分好坏，促使自己养成良好的道德品质。

3. 道德的传统性

要创建和谐文明的社会，就要继承和发扬一切优秀的道德传统，按照社会公众的利益需求，保留其"精华"，舍弃其"糟粕"。2000多年前，孔子就教育后代对待老人不但要"养"而且要"孝"，要尊敬老人。在孔子的基础上，孟子提出了"老吾老以及人之老"的思想，把人们对父母之爱延伸到"敬大卜为人父者"，使孝的内涵由孝敬父母扩展到尊重所有长者。这种传统美德代代相传，使孝爱文化发扬光大，直到现今社会，"尊老、敬老、爱老"仍是做人的本分、社会的美德。这就是说，道德的发展不仅具有时代的特征，而且也具有传统性。

二、职业道德

（一）职业道德的概念

职业道德是指人们在一定的职业活动中应遵循的、具有自身职业特征的道德要求和行为规范的总和，是约定俗成的，受社会普遍认可。如"救死扶伤"，维护人的健康，是医护人员的职业道德；"秉公执法"，以事实为依据、法律为准绳，是执法人员的职业道德。热爱本职、忠于职守是职业道德最基本的规范。

（二）职业道德的特点

1. 适用范围的专业性和有限性

职业道德与职业活动紧密相连，根据各种职业责任、义务和工作内容的不同，形成各自特定的职业道德的具体规范，其适用的范围只限于本职业的成员，而对于从事其他职业的人就不一定适用。如顾客至上的服务理念，适用于服务性行业。

2.内容上的稳定性和发展性

职业道德是在长期的职业实践中逐步形成和发展起来的,是社会所公认的,其内容具有较强的稳定性。如"学而不厌,诲人不倦",从古至今始终是教师的职业道德。同时,职业道德也会随着职业的不断完善而充实新的内容,是在已有职业道德基础上的新发展。

3.表达形式的灵活性和可操作性

职业道德总是从本行业的实际出发,针对本行业的特点要求、职业环境、职业条件,以及从业人员的素质,采用规章制度、工作守则、服务公约、劳动规程之类灵活的表达形式,把职业道德职业化、具体化、通俗化,既便于从业人员理解、遵守和执行,也便于有关机构对职业道德履行情况做出评价,具有可操作性。

4.行为上的严肃性和纪律性

职业道德关系着各职业及从业人员的直接利益,一方面通过职业责任、职业纪律、处罚措施来体现职业道德的严肃性;另一方面,通过职业态度、职业标准和职业操作规程来体现职业道德的纪律性。如工人必须遵守操作规程和安全规定,军人一定要有严明的纪律等。

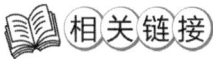

📖 相关链接

护理工作中的道德的要求

(1)仁慈。即仁爱慈善,对患者要有恻隐之心,同情、尊重、关心患者,热情地为患者服务。

(2)诚实。讲真话,办实事,实事求是,有了差错、事故敢于承认并吸取教训。

(3)审慎。行动之前周密思考,行动之中小心谨慎,行动之后反思提高。

(4)公正。一视同仁地对待服务对象,合情合理分配卫生资源,坚持原则,不抱成见,不徇私情。

(5)进取。刻苦钻研护理技术,不断更新知识,提高护理水平,虚心向同行学习,不断提高护理质量。

(6)廉洁。作风严谨正派,不图谋私利。

(7)协作。在工作中能与同事密切配合、相互尊重、相互支持、齐心协力,并敢于挑重担。

(8)奉献。不怕苦、不怕累,不畏困难,勇于牺牲个人利益。

第二节　病患陪护员职业守则

病患陪护员是运用以日常生活照顾和基础照护为一体的职业服务技能,从事照顾和照护各年龄段所致的疾病、失能、残障、行动不便等的相关人员。他们的职业场所包括医院、家庭、社区、各种类型养老机构、康复照护院等。要使该行业朝着规范化方向发展,从业人员必须遵守一定的职业守则,为病患提供规范化、专业化、个性化的服务。

一、爱岗敬业,服务第一

爱岗敬业是最基本的职业道德要求。爱岗是敬业的前提,敬业是爱岗的升华,只有爱岗,才能敬业。爱岗敬业就是热爱、珍惜自己的岗位,做好本职工作,把点点滴滴的小事做好。

病患陪护员,肩负着社会及家属的重托,"替天下儿女尽孝,为亿万家庭分忧"。随着社会的发展,很多人对这一职业有了更多的了解和尊重,同时仍有一部分人对这一行业存在着偏见。因此,作为病患陪护员要认识到职业的意义和价值,热爱这份工作,勿以恶小而为之,勿以善小而不为,做到勤勤恳恳、尽心尽责。

服务第一就是以服务对象为中心,把他们的需要作为工作的第一考虑,在任何时候、任何情况下都尊重他们的利益,提供最优质的服务。病患陪护员要把服务对象看作是自己的亲人,用孝敬父母的心态去照顾老人,像对待子女一样关爱孩子。

爱岗敬业、服务第一,体现在每一个微小的细节,体现在每一项照护中,如每一次翻身、每一次擦洗、每一次喂饭等。当遇到老人或小孩不愿意吃饭时,要对患者进行鼓励,并且仔细观察其生活状况的变化,寻找引起其不愿意进食或食欲下降的原因,要想方设法、不厌其烦,而不是愿吃就吃、不愿吃就算。对言语表达有困难、不能很好诉说自身不适的人,要通过他们的眼神、手势等了解其精神和情绪变化,仔细观察饮食、睡眠、大小便等情况,及时发现异常,尽早为他们解除痛苦。

二、遵章守法,勤奋好学

遵章守法,首先要遵守国家的法律、法规、法令。其次要遵守社会公德,即遵守社会活动中最简单、最起码的公共生活准则。此外,要认真执行和遵守病患陪护员的各项规章制度和操作规程。

俗话说:"没有规矩,不成方圆。"多少年血的教训告诉我们,只有严格执行规章制度,才能保证各项工作的顺利进行,相反,就容易出现差错和事故,甚至危及生命。所以病患陪护员不仅要懂法,还要自觉地学法、守法、用法,不要犯法。

勤奋好学,就是不断学习新知识、新技能。如果只有服务的意识,而缺乏服务的本领,是无法完成任务的。

病患陪护员面对的服务对象是有生命、有思想、有感情的人。因此,工作中需要根据每一位服务对象的性格特征、疾病特点、生活起居习惯及不同的宗教信仰等,因人而异地来照护他们。这就需要病患陪护员勤奋好学,积极参加业务培训,不仅要有一定的理论知识,还要学会日常照护技巧,如身体的清洁法、饮食起居照顾法、常用物品消毒法、排泄物处理法、安全搬运法等,使自己有能力做到全方位的服务,满足服务对象的身心需要。

三、诚实有信,不涉家私

诚实有信是为人处事的一种基本美德和品质。"诚实"就是忠于事物的本来面目,说老实话、办老实事,不弄虚作假,不隐瞒欺骗,不自欺欺人;"有信"就是讲信用、守诺言,做到言而有信、实事求是。

诚实有信、表里如一既是人们追求的品格和德行,也是病患陪护员需要具备的基本品质。病患陪护员承担着照顾病患的一线工作,任务繁杂而艰巨,又经常需要一个人单独完成。因此,无论是在人前还是人后、面对的服务对象是年长还是年幼、其意识是清醒还是模糊,病患陪护员都要以诚相待、一丝不苟地完成工作。如对不能自行翻身的人至少每隔2小时帮助其更换一次体位,防止出现压疮。

不涉家私,是对病患陪护员提出的又一项特殊的职业道德要求。病患对自己生理、心理及其他与疾病相关的个人秘密和隐私有保密的权利,陪护员绝不能向他人泄露和张扬,也不能把患者及其家庭的有关资料随意告知他人。对服务对象不愿陈述的问题不要追问,做到不参与、不传话、不泄露服务对象的家庭和个人隐私。不经本人或家属同意不准随意翻动他人的物品。这样既能取得服务对象及其家属的信任,也有利于家庭的和谐与社会的稳定。否则,可能会给个人和家庭造成麻烦或心理创伤。这不仅违背职业道德,会受到道德的谴责,而且是一种侵权行为,情节恶劣者还要负法律责任。

四、品行端正,文明礼貌

品行端正是指品德高尚,作风正派,光明磊落。培根曾经说过:"如果没有德行,人类就是一种忙碌、有害和可怜的生物,不会比任何一种渺小的害虫更优越。"

病患陪护员要尊重服务对象的人格,做到不轻视、不歧视、不辱骂。如对反应迟钝或行动缓慢者、性情古怪者,都要有耐心,要理解并接受他们的行为方式,认真倾听他们的心声,多与他们进行情感交流。万一受了委屈要有忍耐之心,不要过于计较,即使自己有理也要学会谦让,不要和他们及家属发生正面冲突,尽量满足他们的合理要求,让患者安心、家属放心。

文明礼貌是人们的行为和精神面貌符合先进文化的要求。其表现为礼貌待人,语言谦虚,举止恭敬,彬彬有礼。而出言不逊、恶语伤人、失礼不道歉等,都是不讲文明礼貌的表现,必须克服。

病患陪护员行为举止要端庄得体,如不能在服务对象面前剪指甲、抠鼻子、挖耳朵等。和病患接触时要主动热情,微笑服务,给人以温暖、自信和力量。要多用尊称和敬语,如"您好""请""谢谢"等。绝不能把不愉快的情绪带到工作中,发泄在患者身上,要尊重他们的习惯和生活。

另外,品行端正、文明礼貌也体现在同事之间要平等相待,相互帮助,不诋毁他人,不搬弄是非,不背后议论。

总之,病患陪护员应具有美好的心灵、善良的行为、高尚的情操。在爱的基础上,做到细心、耐心,无微不至。病患陪护员应经常换位思考,设身处地地想一想:"假如有一天我老了,我病了,别人在为我照护时,我希望得到怎样的服务?"我们要诚恳地对待每一位服务对象,真心实意地为他们排忧解难,做到"诚于中而形于外,慧于心而秀于言"。

📖 相关链接

为孤寡老人撑起关爱的天空

有人说过:人的一生会有很多选择,谁走进你的生命,也许关乎运气;谁停留在你的生命中,却由你自己选择。她,8年前做了一个选择,选择用青春和奉献撑起关爱孤寡老人的天空。她就是"全国五一劳动奖章"和"全国五一巾帼奖章"获得者,杭州市第一社会福利院优秀养老护理员——戴玮英。

把福利院的老人当成自己的父母来照顾

"照顾孤寡老人是良心活,靠的是'五心'——真心、诚心、细心、耐心和爱心。"这是戴玮英常说的一句话。在长期的工作历程中,她始终用"五心"为孤寡老人做好服务,把福利院的老人视作自己的"父母",尽心做好"女儿"的孝道。阳光明媚的日子里,她会陪伴老人在广场上晒日光、聊家常,让他们体验到"子女"在身旁的幸福感;刮风下雨的日子里,她会陪伴老人在房间看电视、读报纸,让他们了解到社会的发展……

戴玮英照顾的老人中有部分是卧床老人,很难自行进食,一日三餐为他们喂饭是她每天必做的工作。喂饭过程并不轻松,往往是送三勺,老人才会吞一勺。完成一次喂饭,需要半个多小时的时间。

哪怕是面对又脏又累的工作,戴玮英也从来没有抱怨过。有一次,一位老人由于长期不活动,出现腹胀便秘的情况,连续几天都没能正常排便,结果大便成了硬块,卡在老人的肛门深处,使用了几支润滑液也没能排出来。老人痛苦的表情让戴玮英看在眼里,难受在心里,她毅然卷起袖子,硬是用手指将大便一点一点地从老人的肛门里抠出来,帮助老人解除了痛苦。

言传身教培养优秀养老护理人才

长期的真诚付出,刻苦的知识学习,多年的经验积累,使得戴玮英不光在老人中赢得口碑,在专业技能方面同样颇有建树。6年来,她多次参加国家、省、市级的养老护理员技能大赛,取得优异的成绩。特别是2010年代表浙江省参加全国第一届养老护理员技能大赛,获得团体第二、个人三等奖的成绩;2012年在省、市养老护理员技能大赛中,获杭州市第一、浙江省第二的好成绩。

面对荣誉,她从未在工作中提起,除了一如既往地照顾好老人的生活外,更是毫无保留地将自己的经验分享给每位同事,将自己的技能传授给年轻的护理员们。2013年,在杭州市农林民政工会的指导下,"戴玮英创新工作室"成立了,她坚持利用休息时间,透彻地向大家讲解护理知识,手把手教大家操作技能,陆续培养了多位养老护理优秀人才,用她自己的方式将对老人的关爱逐渐传递开来。

人的一生是短暂的,戴玮英始终默默无闻地坚持在养老护理岗位,用自己的双臂为老人们撑起关爱的天空,犹如春天里的细雨,润物细无声。

（来源：郑茜茜：《青年时报》2014 年 3 月 18 日版）

课后小结

本章通过道德和职业道德的学习,让学员们掌握职业道德的概念和特点,理解道德与职业道德的重要性和相互关系,在生活和工作中以道德为准则,规范自己的行为。

学习了病患陪护员的职业守则,使学员们明确病患陪护员的职业工作要求,并将其作为行动的指南,落实到各项服务的实处,在平凡的岗位上做出不平凡的贡献。

▎本章思考题▎

1. 病患陪护员的职业守则包括哪些内容?

2. 如何理解"换位思考"? 请举例说明。

3. 何谓道德和职业道德?

4. 结合工作实际,谈谈你对职业道德的理解。

（应茉薇）

第二章　基本人文素养

⊙ 学习目标

1. 能说出病患陪护员的岗位工作职责及工作要求。
2. 能应用现代生活技能对患者进行照护。
3. 能说出文化背景对照护的影响。
4. 能对不同文化背景的患者进行照护。
5. 能列举职业损伤的有害因素。
6. 能说出常见的陪护员职业损伤因素及其防护措施。

第一节　病患陪护员职业工作要求与现代生活技能

随着我国经济的发展,人口老龄化程度加重、家庭结构发生变化,医院、养老机构内对陪护员的需求不断增加,家属雇佣居家陪护也已是普遍现象。陪护员是指受过照护技术训练的,具有初中及以上文化程度,在各级医疗预防机构中协助护士完成部分非照护技术性工作的相关人员。

一、陪护员岗位职责

陪护员因其执业场所不同可分为:医院陪护员、养老院陪护员、家庭陪护员。

(一) 医院陪护员岗位职责

住院期间的照护对象,特别是失去了生活自理能力的照护对象,他们的营养、机体功能及心理、情绪都会发生不同程度的改变。所以医院陪护员应为住院期间的照护对象提供饮食、起居、行走、功能锻炼等方面的照护。具体内容包括:

(1) 担任照护对象的生活照护和部分简单的基础照护工作,协助不能自理的照护对象饮食、大小便、清洁、活动、休息等,整理床单和协助护士一起进行晨、晚间照护等工作。

(2) 巡视病房,随时接受照护对象的呼叫。

(3) 做好照护对象入院前的准备工作和出院后的床单位整理以及终末消毒工作,

保持病房环境整洁、床单位干净舒适。

（4）陪同照护对象到相关科室完成各项检查、治疗,在护士指导下,及时收集、送检各类标本(如尿、粪、痰等)。

（5）若发现照护对象主诉不适时,陪护员应及时向医护人员汇报,不得延误。

（6）随时向护士汇报工作完成情况及所遇到的困难,严禁陪护员代替护士从事护理工作。

（二）养老院陪护员岗位职责

随着人口老龄化进程的不断加快,传统养老院陪护员的工作技能已远远不能满足现代都市老人的需求。现代的养老院陪护员应具备基本的老年照护培训知识,能承担老年人最基本的生活照护和必要的心理、社会服务等。具体内容包括:

（1）服从陪护员主管的领导,负责老人的生活照护工作。

（2）保持室内环境整洁,床单位无异味、食物安全无霉变、地面干燥避免湿滑。

（3）熟悉所照护老人的生活习惯、健康状况及家庭等支持系统,采取针对性的措施,做好老人的生活、心理照护工作。

（4）做好老人的卫生工作,勤换衣服、床单,勤晒枕头、被褥,做到头发短、胡须短、指趾甲短。

（5）对失去生活自理能力的老人,要负责其生活起居,洗脸、洗澡、喂饭、喝水,按时服药,定时翻身、拍背,协助肢体的被动运动,观察老人的情况,有异常及时向相关人员报告。

（三）家庭陪护员岗位职责

居家养老是养老服务体系中的基础,老年人一部分选择进入养老院,还有一部分选择居家养老,但需要有专业化陪护服务。对于家庭陪护员,其岗位职责包括:

（1）保持照护对象的个人卫生,对于有自理能力的照护对象,应给予协助;对于丧失自理能力的人,应给予洗脸、口腔照护、洗头、洗澡、更换衣服,协助其使用便盆或尿壶等。

（2）满足照护对象基本的营养需求,给予喂饭、喂水等。

（3）保证照护对象的安全,协助翻身、拍背、保持床单位平整,避免压疮发生;协助如厕,做到地面干燥、照明良好,避免发生跌倒。

（4）保持照护对象正常的社会功能,情况允许时可将轮椅推至室外,陪其散步、与熟人聊天等。

（5）了解所照护对象的心理变化,对其进行适当的心理疏导。

（6）若出现不适等主诉时,及时通知家属等。

二、陪护员工作要求

（1）满足照护对象的生理需要,协助生活不能自理的照护对象进行饮食、清洁、排泄、活动、睡眠等。

（2）给予照护对象心理支持,住院时因为疾病对身体的影响,原有的生活方式发生改变,加上陌生的医院环境,都会给照护对象带来不同的压力,陪护员应运用自身对所处环境的熟悉程度,尽快让其适应住院环境。在与照护对象的接触过程中了解、理解对方,适时地进行心理安慰,必要时及时向医护人员、家属汇报。

(3)提供相关的健康知识,使照护对象具有基本的自我照护意识和保健方法。如患有糖尿病的照护对象,应让其掌握如何进行合理的饮食管理;对于有高血压病的照护对象,要让其知晓降压药物服用方法及如何保证情绪稳定;对于有呼吸系统疾病的照护对象,需要告知其氧疗的正确方法、注意事项及如何进行呼吸功能锻炼;对于被截肢的照护对象,需要配合其进行残肢的功能锻炼及鼓励其对假肢的适应等。让照护对象积极配合自身疾病的治疗和康复,增强战胜疾病的信心,提高生活质量。

三、陪护员掌握的现代生活技能

(一)居室的环境调节

1. 温度

居室内的温度一般应保持在 18～22℃,若陪护对象为新生儿、老年人则应将室温保持在22～24℃。

2. 湿度

室内的湿度宜保持在 50%～60%,在空气较干燥的冬春季节,可以使用空气加湿器来增加空气中的湿度。

3. 通风

打开门窗让空气流通可以使室内空气新鲜,也可以调节室内的温、湿度,一般通风时间以 30 分钟为宜,一天内可多次开窗通风;要注意保暖,尤其是在冬季,避免让风对着吹。居室内摆放盆栽等绿色植物能美化环境让人赏心悦目,但在晚上植物不进行光合作用,会和人争夺室内的氧气,所以晚上最好将植物移出房间。

4. 采光

室内的采光有自然光源和人工光源两种。在日间多可以使用自然光源即日光,但光线不宜直射到眼睛,以免使人感到眩晕等不适,老年人、体弱者、婴幼儿适当地晒太阳亦可以促进钙的吸收。晒太阳的时间最好选择在 6:00—10:00 或16:00—17:00,在午睡时间应用窗帘遮挡光线。夜间睡眠应采用人工光源,宜选择光线较暗的夜灯,为照护对象创造一个舒适的入睡环境。

(二)居室内物品的清洁与整理

当陪护员进入照护对象的家中后,要服从照护对象的生活需要,满足照护对象家中进餐、交流、学习、睡眠、娱乐等要求。陪护员要做到保持居室整洁,清洁工作最好选择在照护对象离开的时候,按照先内后外、先上后下的顺序进行。一般情况下,居室的整理清洁顺序为:卧室→起居室→书房→厨房→卫生间。

1. 卧室的保洁与整理

整理时间最好选择照护对象起床离开后,并要了解照护对象对卧室的整理要求。

(1)床。床是卧室整理中的重点,每天需要整理,根据照护对象的习惯摆放床上用品,保持床单平整、干净,枕头放于床头,擦拭床架时应从床头开始擦至床尾,床前铺的地毯需用吸尘器将灰尘、毛发等吸净。

（2）梳妆区。梳妆区有梳妆台、凳子及各类化妆品等,梳妆台前的镜子需用软布擦拭干净;在擦拭台面时移动过的化妆品、装饰品等,都要放回原处;整理时遇到未放入盒内的首饰应放于原处,必要时提醒照护对象;擦拭时动作要轻、稳。

（3）衣帽间。要保持衣帽间干燥、整洁,当季的衣物要放于易取处;在季节轮换时,适时地整理、储存衣物,放置防霉蛀的用品。

2. 起居室的保洁与整理

（1）门厅。门厅是照护对象及其家属活动最多的场所之一,门厅的地毯、地面、鞋柜、衣帽架等要每天擦拭,保持清洁;照护对象或客人进出后应及时整理鞋柜、衣帽架并保持整洁;在门厅中放置的装饰物品如字画、瓷器等不要随意挪动放置位置,擦拭时要事先询问。

（2）餐厅。用餐前擦拭餐桌并按照护对象的习惯摆放餐具;用餐后收拾餐具并清洗,擦干后放入碗柜,擦拭的抹布要专用并定时清洁、消毒,防止细菌滋生;餐厅的地面在每次用餐后要用抹布擦拭干净,若遇食物落地,必要时可放少量的洗洁精去除油渍;餐厅桌、椅、酒柜等应定时清洁去尘。

（3）客厅。当照护对象家中有来访者时,经常会在客厅进行招待,这时陪护员应注意避让;在客人离开后再开始收拾茶具、杯盘等;若遇糕点、水果等掉落在地毯或地面上时,应及时去除;客厅内的绿色植物需要定期修剪、浇水,并擦拭叶面。

3. 厨房的保洁与整理

厨房是居家保洁、整理的重点,厨房内不仅要使用水、电、煤气,在烹饪过程中还会产生油烟使厨房内的电器沾上油腻,所以厨房内的干净显得尤为重要,并直接影响到照护对象及其家人的健康。

（1）烹饪操作台面。在抹布上倒少量的油污清洁剂,擦去台面上的油污,若遇接缝等难清洁部位,可用牙刷或清洁球反复擦拭、清洁直至无油腻。

（2）灶台。烹饪结束后应趁热用抹布将灶台擦拭干净,油腻多时可喷些油污清洁剂,并贴上厨房用纸,过几分钟后再进行擦拭,擦拭时注意避免被烧热的锅架烫到手。

（3）油烟机。油烟机是厨房中清洁的难点,在每次烹饪结束后用油污清洁剂喷在抹布上擦拭油烟机的外壳,及时去除油污。

（4）水槽。不锈钢的水槽易受到碱性、盐分等的腐蚀,禁用钢丝球、研磨力强的去污粉,应用软布蘸去污膏或牙膏去除顽固污渍,滤水盖等容易积聚污垢的地方应经常清洁。烹饪结束后,可及时使用洗洁精将水槽壁清洁干净。

（5）炊具。锅、铲、砧板、刀具、调味罐等使用后及时擦拭干净、去油污,晾干后放置在原来的位置,注意刀具应放置在儿童不易拿到的位置。

4. 卫生间的保洁与整理

卫生间在清洁过程中要注意按照从上到下的顺序进行清洁,一般擦拭顺序为:卫生间内的瓷砖→洗脸池→浴缸/淋浴房→坐便器→防滑垫→地面。

（1）卫生间内的瓷砖。用抹布蘸浴室清洁剂进行擦拭，再用清水冲洗后抹干。

（2）洗脸池。可在抹布上喷洒清洁剂进行擦拭，再用清水冲洗并擦干；在擦拭镜面时，先喷些玻璃清洁剂，再用玻璃刮刮去镜面上的水渍，每刮一次擦一下抹布，最后把抹布洗干净；水龙头的清洁可用去污膏清洁水龙头表面，再用清水冲洗干净后擦干。

（3）浴缸/淋浴房。在浴缸表面喷上浴室清洁剂，并用抹布擦拭，用清水冲洗干净后抹干；淋浴房玻璃门的清洁同洗脸池镜面的清洁。

（4）坐便器。用蘸有消毒液的抹布先擦拭坐便器的上面和下面，翻盖的里面和外面，再用清洁的抹布擦拭干净；翻起坐便器盖、座圈，用洁厕液喷在坐便器四周及侧沟内，静置数分钟后用清水冲洗，必要时用塑料刷刷洗；最后清洁坐便器的外面和地面周边。

（5）防滑垫/地面：防滑垫可用刷子蘸取消毒液刷洗，刷洗干净后冲净、晾干备用；卫生间地面比较潮湿，应用抹布擦净地面并保持干燥，若要用水冲洗地面则应先打开地漏盖，冲洗完毕后要将地漏盖周围刷洗干净再盖上，做到地面无水渍及发丝等。

（三）衣物洗涤

1. 衣物洗涤的方法

（1）水温选择。全棉的浅色衣服、床单等，最高水温可达80～90℃；有色的棉布衣服、合成纤维衣服，水温控制在40℃左右；绣花衣服，水温以30℃为宜；丝绸、羊毛、羊绒类衣服，洗涤时温度应低于25℃。

（2）洗衣前应查看衣服上的洗标，选择水洗、干洗或是手洗。

（3）深色与浅色衣服应分开洗涤，掉色衣服应单独洗。

（4）先洗不太脏的衣服，后洗较脏的衣服，最后洗特别脏的衣服。

（5）内、外穿的衣服分开洗涤。

（6）晾晒。不褪色、日晒牢度较好的衣服，可日晒；若是丝绸、化纤及日晒牢度较差的衣服，均宜阴干；衣物晾晒前要抖松、拉平；易变形的衣物应平铺晾干水分后再悬挂晾晒。

2. 洗涤剂的选择

常见洗涤剂的特性及用途如表2-1-1所示。

表2-1-1 常见洗涤剂的特性及用途

种　类	洗涤剂特性	用　途
透明皂	碱性小，含有甘油、椰油成分	适合洗涤合成纤维类织物
普通洗衣皂	碱性大，用温水及软水洗涤效果较好	适合洗涤棉、麻织物，不适合洗涤丝、绸、毛织物
多功能高效合成洗衣粉	去污范围广泛，有保护织物的功能	适合各种污渍的清洗，可用于棉、麻、化纤等多种织物

续 表

种 类	洗涤剂特性	用 途
普通合成洗衣粉	碱性大	适合洗涤棉、麻织物
液体合成洗涤剂	呈弱碱性或中性	适合洗涤棉、麻、化纤织物,有的能洗丝绸、毛料等织物
羊毛衫洗涤剂	呈酸性	主要洗涤羊毛衫和纯毛织物
内衣洗涤剂	不含磷、铝、碱、荧光增白剂,含杀菌去渍成分	专用于内衣、裤的洗涤

3. 衣物上常见污渍的去除方法

衣物上常见污渍的去除方法如表 2-1-2 所示。

表 2-1-2 衣物上常见污渍的去除方法

污渍类别	去除方法
酱油渍	刚沾上的酱油渍,冷水浸湿后用洗涤剂洗涤,再用清水漂洗干净即可;陈酱油渍,可在洗涤剂中加入少量氨水,浸洗后用清水漂洗干净即可去渍
奶渍	新沾上的奶渍用冷水即可冲洗干净;陈旧的奶渍先用洗涤剂洗后再用 1∶4 的淡氨水洗
果汁渍	在果汁渍上滴上几滴食醋,用手揉搓后清水冲洗干净即可
汗渍	一般可用 5%～10% 食盐水浸泡 10 分钟,再擦上肥皂洗涤。忌用热水,以防蛋白质进一步凝固
尿渍	尿渍一般的清洗方法同汗渍的清洗;若是白色衣物上的尿渍可用 10% 柠檬酸液润湿,静置 1 小时后用水洗涤
血渍	血渍若未凝固,用冷水冲洗并用洗涤剂洗涤;若已凝固,可用 10% 氨水擦拭,再用冷水洗涤
霉斑	白色衣物上的霉斑,可用 5% 的白酒擦洗;也可用少许绿豆芽在霉点处揉搓,后用清水漂洗
铁锈渍	先将衣物浸湿,用 5 片维生素 C 碾粉,撒在衣服锈迹处,揉搓几次后用清水漂净
口红渍	可在衣物上涂卸妆用的卸妆膏,漂洗干净后再用洗涤剂清洗

(四)常见家用电器使用的注意事项

1. 电饭锅的使用

电饭锅是现代家庭中的常用电器,轻轻一按,香喷喷的米饭就做出来了。其使用中的注意事项包括:

(1) 电饭锅在煮饭的时候,从上方的小孔中会不断地冒蒸汽,不要触摸冒气口以免引起烫伤,更不要覆盖冒气口。

（2）电饭锅在烹饪过程中不要打开锅盖,以免蒸汽烫伤。

（3）电饭锅应放置在小孩不易触及的地方,并远离潮湿和明火。

（4）严禁将内锅直接放在明火上进行加热。

2. 微波炉的使用

微波炉在家庭厨房里面会经常用到,而且使用方便,平时大家可能都会用微波炉来热菜做饭。其使用中的注意事项包括:

（1）微波炉烹饪器皿要选择玻璃或专用塑料的,不可将金属器皿包括镶金属边的陶瓷碗直接放入炉内。

（2）微波炉加热过程中不宜用眼睛近距离(<5cm)观察炉内情况,避免造成不必要的伤害。

（3）带盖的密封容器放入炉内加热时,要拧开盖子,否则容器内的空气会因加热后体积膨胀而产生爆裂,严重时甚至可能产生爆炸。

（4）带硬质外壳的食品,如生、熟鸡蛋等不要放入微波炉内加热。整个带紧皮的蔬果如红薯、瓜类、番茄及梅子等,应先将皮戳破疏气以避免爆炸。香肠、鸡肝、蛋黄,以及鲜鱼、家禽的眼睛,亦应戳破。

（5）当加热用塑料袋密封的食品时,请剪去一角作为出气孔。

3. 食物料理机的使用

食物料理机是集打豆浆、磨干粉、榨果汁、打肉馅、刨冰等功能于一身的多功能机器。其使用中的注意事项包括:

（1）以九阳牌料理机为例,榨汁功能连续工作时间不得超过 2 分钟,料理功能中搅拌、干磨功能连续工作时间不得超过 1 分钟,绞肉功能连续工作时间不得超过 30 秒,如未能达到您所需要的效果,应断开电源冷却 2 分钟后再加工。

（2）杯体与刀座旋紧后,方可安装在杯座上,切勿将刀座单独安装在杯座上。

（3）放入食材不可超过杯体容量的最大刻度。

（4）勿将过热的食材(最高温度 60℃)放入杯中加工,以免造成杯体破裂。

（5）有核、硬籽、厚皮或硬壳的果蔬,请先将其去除后再进行加工。

4. 空调的使用

空调已成为现代家庭中调节室内温度必不可少的电器,正确使用可以给我们带来很多便利。其使用中的注意事项包括:

（1）使用前一定要先清洗空调过滤网的积尘,然后用消毒液将过滤网浸泡消毒。

（2）室内温度不宜降得过低,室内外温差保持在 8～10℃ 比较适宜。

（3）每天开机的同时应开窗通风一刻钟,做到在空调房间内不吸烟。

（4）在空调房间待久了,到炎热的室外活动前,可先在阴凉处活动片刻作为过渡,以使身体适应。

（5）大汗淋漓时不可直接对着空调吹冷风,以防引起发热、鼻塞、头昏脑涨等症状。

5.洗衣机的使用

洗衣机的种类较多,目前家庭使用的有波轮、滚筒、双缸洗衣机等。下面主要介绍一下滚筒式洗衣机的使用注意事项:

(1)滚筒洗衣机的料盒一般有 3 个,从左至右分别用于投放主洗剂、柔顺剂和预洗剂。主洗剂一般是指洗衣粉/液;柔顺剂应投入中间的槽内,洗衣机会在适当的时候将其释放入桶内;预洗洗涤剂我们平时用得不太多。

(2)若中途需要添加衣物,需切断电源,水位低于观察窗底部后 2 分钟即可打开机门。

(3)建议使用低泡型的洗衣剂并减少用量。

(4)操作时,洗衣机的外壳应避免被水溅到,更不能用水冲洗洗衣机的外壳,以免发生意外。

(5)操作前熟悉各个操作按钮,特别要注意旋转方向。

(6)放入洗衣筒内的衣物需均匀放置,避免因放置不均匀而引起洗衣机在脱水、洗涤时出现偏摆、振动。

(7)洗衣机在使用过程中若发出不正常的声音或特殊气味时,应立即切断电源,注意在拔除插头时,手要捏住插头外面的绝缘部分。

6.电冰箱

电冰箱主要用于冷藏或冷冻食物,保持食物的新鲜。其使用中的注意事项包括:

(1)冰箱中的食物不能放置过多,以免影响冷藏效果。

(2)放入冰箱内的食物要用食品袋等包裹,食品之间留有空隙。

(3)热的食物需要待其冷却后方可放入冰箱。

(4)冰箱内的食物需要根据保质期来保存,临近保质期的朝外放置,洋葱、红薯、南瓜等食物不宜放入冰箱冷藏。

(5)在冷冻箱内不能放置啤酒等玻璃瓶装的食物,以免冻裂发生意外。

(6)冰箱内的霜层厚度超过 6mm 时应进行除霜。

(7)冰箱的外壳应每天擦拭;冰箱背面的冷凝器、压缩机表面在断电情况下可用干布或毛刷刷去灰尘。切勿用汽油、酒精、洗衣粉、强酸、强碱等腐蚀性液体或湿布进行擦拭。

(8)为节电应尽量减少冰箱门的打开时间及次数。

7.燃气灶

燃气灶使用中的注意事项包括:

(1)燃气灶在使用过程中要保持通风。

(2)在煮食物过程中,人不可离开,以免烧煮时汤、水因沸腾外溢,导致熄火,也要注意避免因为长时间烧煮致食物被烧干、烧焦而起火。

(3)燃气灶旁边不要放置油、纸或抹布等易燃物品。

(4)每次使用后,需要检查燃气阀门是否关闭,特别在晚上入睡前需要再次检查确认阀门已关闭。

8. 电视机

电视机使用中的注意事项包括：

（1）电视机不要频繁开关，不然会加速显像管的老化。

（2）观看时在图像清晰的前提下，亮度可以稍偏暗些。若过亮则对眼睛刺激较大，影响视力的同时还会增加耗电，加速电视机荧光物质的老化。

（3）电视机上不要覆盖物品，以免影响散热。

（4）电视机的插座宜单独使用，雷电天气应及时断开电源，以防雷击。

（5）电视机应放置在通风条件良好的位置，忌潮湿、电磁干扰。

（6）遥控器有效使用范围为 5 米，使用遥控器关闭电视机后仍应拔掉插头断电。

（7）不要用冷水、湿抹布擦拭刚开机的电视荧屏，以防显像管爆裂。

（8）一般连续收看 3 个小时后，最好休息 10～20 分钟再开机，以免缩短电视机的使用寿命。

9. 电风扇

电风扇使用中的注意事项包括：

（1）选择功能后轻柔按下或旋转开关，避免同时按下两个选择键，不要将旋钮停留在两个挡位之间。

（2）睡眠时不要将电风扇直接对着人体吹，应该选用睡眠挡或反射风。

（3）有小孩的家庭在使用时应该注意安全，将电风扇放置于小孩不容易接触的地方。

（4）电风扇在使用过程中如出现烫手、异常焦味、摇头不灵、转速变慢等故障时，不要继续使用，应及时切断电源检修。

（5）电风扇用久以后，扇叶很容易沾上很多灰尘。电风扇的油污或积灰，应及时清除，注意不能用汽油或强酸（碱）液擦拭，以免损伤表面油漆部件的功能。

（6）收起电风扇前可用清洁剂彻底清除表面油污及积灰，并用干燥软布擦净，然后用牛皮纸或干净布包裹好，存放的地点应干燥通风、避免挤压。

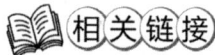

📖 相关链接

国外护理员工作范围

国外护理员的工作偏重于病人的起居和卫生护理，例如擦澡、换床单、翻身、测体温、测血压、测呼吸、测脉搏等。在法律的界定下，助理护士不能给药、打针，也不能从事任何的无菌技术操作。而接受过专业护理教育的新加坡护理员在给病人进行鼻饲、喂药的同时也可以做一些简单的护理操作，如指端末梢血糖的测定、从手术室接回病人、导尿等，在病情观察方面更能发挥自身优势。在日本，看护者不单在医疗上，在日常生活中也要对病人进行照料，包含购物、出行、饮食等各个方面。看护者应注重对病人的心理护理和协助病人保持良好的社会功能。

第二节 病患陪护员礼仪规范与日常人际沟通

一、病患陪护员礼仪规范

(一)仪容服饰

1. 服饰

陪护员需按管理标准着工作服,佩戴工作牌,穿工作鞋。家庭陪护员工作服装要庄重、大方、合体。夏天着衣不可裸露过多。服装要清洁、整齐,经常清洗、晾晒。工作时要穿袜子,并穿软底、平跟或坡跟的鞋,鞋子大小应适宜,活动自如、便于各项操作。不可穿高跟或带钉的硬底鞋,以防扭伤脚踝或走路时的响声影响病患休息。在照护病患过程中,若不慎弄脏身体或衣裤,需及时清洗、更换。

2. 发饰

长发者应将头发梳起盘成发髻,发髻高度在颈部之上为宜,也可用工作帽或使用发网遮盖头发。短发者应将头发梳理整齐,刘海不过眉,以方便工作。

3. 淡妆上岗

工作时可淡妆,避免浓妆艳抹或使用浓郁的香水;不佩戴首饰,如戒指等,以防指环碰伤病患身体或引发交叉感染。

4. 指甲

不留长指甲,不染彩色指甲。勤洗手,每次照护前后都要洗手,尤其在取食物前、便后等,防止交叉感染。

5. 佩戴口罩

照护患者时按要求佩戴口罩,一次性口罩不重复使用,不将口罩挂于胸前或装在不清洁的口袋中。平时工作中如因身体不适而咳嗽、打喷嚏或流涕,应用手绢或纸巾遮掩口鼻,将头转向一侧,事后应向在场的人说声"对不起",以表示歉意。

(二)仪态举止(见图 1-2-1)

1. 站姿

站立时要端庄,表情平和、自然。头正、双目平视,下颌微收,面带笑容。双肩放松,挺胸,收腹。双手自然垂于身体两侧或交叉在下腹前,避免出现双手叉腰或倚靠的动作。双腿直立稍微分开,避免出现塌腰、耸肩、双腿弯曲或不停抖动。

2. 坐姿

坐位时上身挺直,两腿并拢,两臂自然弯曲放在腿上或椅子扶手上。入座时动作轻稳,避免触碰椅子发出刺耳声音;坐下后不可叉开双腿或长长地伸开、抖动双腿,避免瘫坐在椅子上。

3. 走姿

走动时步态要轻盈,双目平视前方,两臂自然摆动;走路时要注意避免不良的姿势,如内八字和外八字形态或歪肩晃膀、扭腰摆臀、左顾右盼、上下颤动、脚蹭地面发出响声等。避免在病房内跑动,若遇紧急情况注意安全。

4. 蹲姿

下蹲时一脚在前,全脚掌着地,一脚在后,前脚掌着地,保持身体直立。避免臀部翘起、只下弯身体或两腿平行叉开等不雅动作。

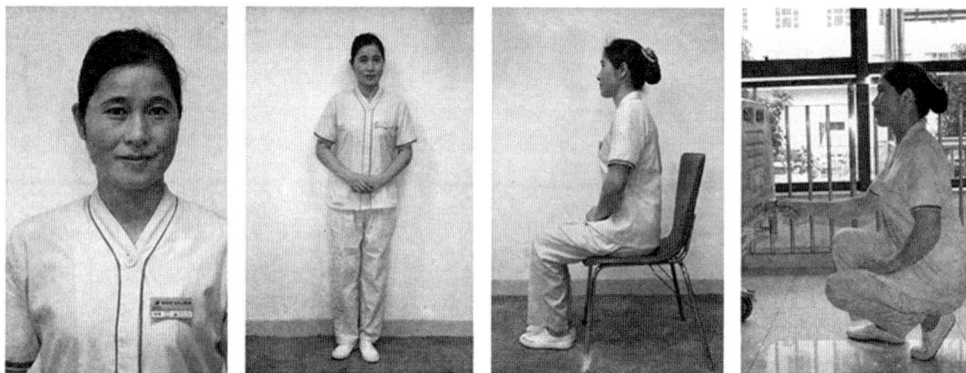

图 1-2-1　陪护员仪态

(三) 交往礼仪

(1)多站在照护对象的立场考虑问题。人在患病时常常会产生一些情绪和行为上的变化,尤其是久病的人。陪护员在满足他们生理需要之余,也要考虑到照护对象心理、社会的需要,努力创造一个安全、和谐的环境。

(2)陪护员在照护对象面前应注意控制自己的情绪,以乐观、开朗的情绪去照料照护对象,工作中处处体现出耐心、细心,鼓励照护对象并激发其良好的情绪反应。

(3)陪护员要懂得介绍自己,努力让照护对象和家属及医护人员接纳自己。凭着对工作的热情,熟练掌握各项照护技能,在照护过程中不断积累经验,做到贴心服务,促进照护对象早日康复。

二、日常的人际沟通

(一) 沟通

沟通是人与人之间进行信息交流和相互作用的过程。陪护员与照护对象之间的沟通是传递和交换意见、观点、情感和愿望,从而达到相互了解的过程。

(二) 沟通的类型

按沟通的方式分,其可分为语言性沟通和非言语性沟通。

1. 语言性沟通

语言性沟通是指通过口头表述、书面语言、图片等来传递信息。俗话说:"良言一句三冬暖,恶语伤人六月寒。"陪护员应做到说话态度和蔼、有问必答、诚恳待人,用积极性语言来唤起照护对象的乐观情绪,增加其战胜疾病的信念。

(1)礼貌性语言。在称呼照护对象时不应直呼其名或用床号来代替,若是老年照护对象,因为其自尊心较强、易激怒,陪护员在称呼时要用"老师、大叔、大妈"或用其平时常用的尊称来称呼照护对象。

（2）鼓励性语言。鼓励性语言可以帮助照护对象重新建立自尊、正视现实,正确认识疾病和自我价值,以积极的态度配合治疗。陪护员可以鼓励照护对象"您配合得很好,加油"等。

（3）安慰性语言。在住院时照护对象需要安慰性语言,如"过会儿您要去手术,心情放松,不要紧张,一切都会好的""慢慢来,我可以协助您"等。安慰性语言可以在陪护员和照护对象之间产生信任,使照护对象心情愉悦。

（4）解释性语言。当照护对象或家属提出疑问时,陪护员要据实回答。

2. 非言语性沟通

非言语性沟通是指通过表情、肢体动作、仪容仪表、语气语调等与照护对象进行信息交流、沟通思想和交流感情的过程（见图1-2-2）。

（1）表情。目光是最清楚、最准确的信号,陪护员要学会用心观察对方的眼神,根据照护对象目光的真实态度来调整自己的交流方式,以求得到好的沟通效果。目光落在照护对象眼睛以下、颈部以上部位,注意不要东张西望,心不在焉,不斜视或视而不见。微笑服务不仅是礼貌,更是以真诚的态度取信于患者的重要方式,可以给照护对象带来如春天般的温暖。

（2）肢体动作。肢体动作是一种无声的安慰,如轻拍照护对象的肩膀、轻握照护对象的手、适当的搀扶、点头等,不在患者面前做抠鼻孔、剪指甲、挖耳朵、搓脚等不文明动作。

（3）语气语调。同样的一句,语气语调的不同所传递的信息和表达的感情都会不同。陪护员在照料照护对象过程中应语速适宜、语调恰当,不可过于大声或小声。

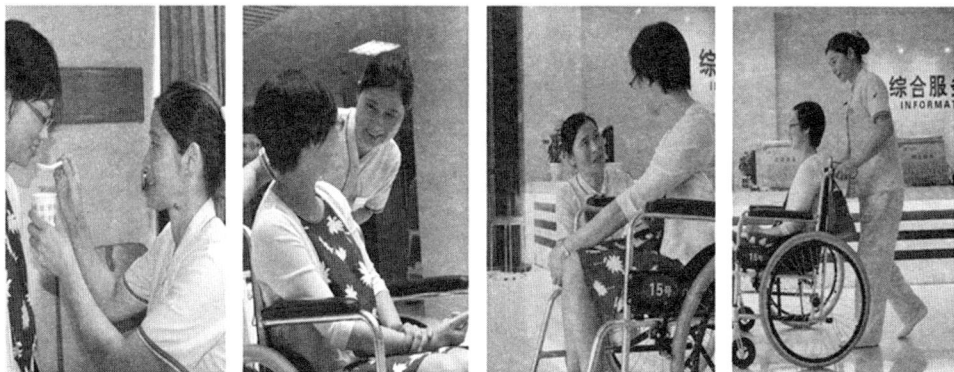

图1-2-2 非语言性沟通

（三）进行有效沟通的技巧

1. 倾听

倾听能满足照护对象的心理需求,也能使陪护员全面了解照护对象。倾听时应选择相对安静的环境,与照护对象之间的距离要合适,一般以60～80cm为宜。倾听者应注意力集中,表现出对照护对象的关注,目光注视照护对象并及时给予反馈如"嗯""是啊""我听着,请继续"等话语。当照护对象和陪护员聊天时可以说"大伯,今天听了您跟我说的这些话,让我了解您年轻时肯定是个很有诚信的人""阿姨,家里上上下下的事您都做得这么有条理,您真的很能干啊""我们说了这么多,您肯定累了,好好休息一下吧"等。

2.询问

在面对询问时,陪护员的声音和表情要亲切、和蔼,对于新照护对象可多用直接提问来了解其基本情况,如"您平常喜欢吃些什么""有假牙吗""检查做完了,有哪里不舒服吗"等。对于有些内向、不善表达的照护对象,可用关切的语气询问"您有什么不舒服吗""您今天感觉怎么样啊""早饭您想吃些什么呢"等,让照护对象说出自己的身心感受,但不要打听照护对象的个人隐私。每次询问一个问题,照护对象回答后再提其他的问题,询问时要注意倾听并做出相应的反馈,鼓励照护对象诉说。

3.解释

在进行生活照护时的沟通,如"大叔,您现在感觉还好吗? 趁现在还暖和,我为您擦个身吧""我先把洗脸水倒一下,然后来给您梳头发好吗""今天天气很好,我把窗户打开通通风好吗""阿姨,您睡觉前要小便吗""现在可以吃饭了,我来喂您好吗""烫不烫,慢慢来,不要呛到啊"等。

4.应对

当照护对象或其家属提出无理要求时要做出有效的应对,如"阿姨,对不起! 我很理解您,但这事我确实做不了""大伯,您不要生气了,如果在我能力范围内我一定会尽力而为的""李小姐,如果是我,我也会这么说,但我们也要遵守公司的规定"等。

(四) 沟通时的注意事项

(1)陪护员能理解和体谅照护对象,设身处地地为对方着想,为照护对象解决实际问题。

(2)陪护员对照护对象提出的需要能及时做出反应,注意倾听出他们的言外之意,做到通过观察眼神、动作即可知道照护对象的需求并及时给予满足。

(3)沟通过程中不说侮辱、讽刺的话语,如"怎么会有你这种人""你有什么了不起的"等。

(4)保护他人的隐私,不要把告诉你的事情当作"谈资"到处向人诉说,若有特殊原因,应该事先征得照护对象的同意。

📖 相关链接

老年抑郁症患者的沟通技巧

老年抑郁症是指发生在60岁以上老年人身上的抑郁症,老年抑郁症具有高发病率、高致残性等特点,危害较大,易使老年人出现日常生活能力下降,甚至自杀等不良后果。

护理员应密切注意抑郁患者的行为表现,鼓励患者宣泄情绪。如当患者哭泣时,不要强行制止;当患者发脾气时,应在旁安抚,及时满足其需求;鼓励患者信任的家属来协助陪伴;对行为异常的患者,应在旁守护,稳定其情绪,避免精神上的不良刺激。剪刀、水果刀等锐器使用后及时收起,避免患者接触而发生危险。发现患者有自杀倾向时,应及时通知医护人员或家属,防止意外发生。

第三节　文化背景对照护的影响及文化照护策略

随着现代社会的进步、科技的发展和交通工具的发达,不同国家、地区的人们的接触和交往日益增多,出现了多种文化背景的人共同聚集在一起的社会,形成了一个多元文化的社会体系。医疗照护工作同样受到多元文化的影响,其中,如何适应多元文化社会的发展,在多元文化背景下更好地和患者进行沟通,提供多元文化照护,以满足患者身心、社会、文化及发展的需要,对陪护员来说是一大挑战。

一、文化

(一) 文化的含义

"文化"一词源于拉丁文,原意是对土地的耕耘、对作物的培养及人本身的开化与修养。文化是一个众说纷纭的概念。目前公认的文化定义是:"文化是在某一特定群体或社会的生活中形成的,并为其成员所共有的生存方式的总和,包括价值观、语言、知识、信仰、艺术、法律、风俗习惯、风尚、生活态度及行为准则,以及相应的物质表现形式。"

(二) 文化要素

文化的基本要素是符号、语言、价值、习俗、规范。在所有的文化特质里,符号或形象和语言是最有决定意义的。

1. 符号

符号是指能够传递事物信息的一种标志。声音、文字、颜色、图画、手势、姿态或表情等都是符号。

2. 语言

语言能够表达意义和经验,并传递给下一代。语言代表着一个社会的文化,是社会互动的主要媒介,它影响着人们对世界的看法。

3. 价值

价值是人们用以判断日常生活中的事物与行为的标准,如陪护员的价值观主要有奉献、服务患者和家庭等。

4. 习俗

习俗是人类在社会实践中,特别是在人际交往中约定俗成的习惯性定势,是历代相沿、积久而成的风尚,是各民族政治、经济和文化生活的反映,并在一定程度上反映着各民族的生活方式、历史传统和心理感情,是民族特点的一个重要方面,如各种礼仪、民俗等。

5. 规范

规范是日常情境中指导行为的规则,它能调整人类的行为,保证人们交往的有序进行。

二、文化背景对照护的影响

(一) 文化背景影响疾病发生的原因

文化中的价值观念、态度或生活方式,可以直接或间接地影响某些疾病的发生。我国西北地区的人以豪饮为荣,以酒交友、待客,劝酒不饮被认为是无礼行为,结果导致发生乙醇成瘾和慢性乙醇中毒性精神障碍的发病率高于其他地区。我国是一个幅员辽阔的多民族国家,由于社会、历史、交通、自然条件等因素的制约,不同地区的经济、科技、医药等发展水平不同,也使疾病的发生原因不同,例如有些少数民族地区近亲婚配,致使发育迟滞和精神分裂症等遗传病的发病率较高。

(二) 文化背景影响患者对疾病的反应

不同文化背景的患者对同一种疾病、病程发展的不同阶段反应不同。性别、教育程度、家庭支持等文化背景会影响患者对疾病的反应。

1. 性别的影响

不同性别的患者对疾病的反应不同。确诊癌症后,女性患者比男性患者的反应更加积极。因为中国传统文化要求女性贤惠、宽容,而只有心理稳定、能够容忍委屈和打击才能做到贤惠和宽容,所以当女性遭受癌症的打击时,相较男性更能够承受由此产生的痛苦和压力,表现出情绪稳定和积极态度。而社会要求男性挑起家庭和社会的重担,而面临癌症时,男性认为自己没有能力为家庭和社会工作,从而产生内疚和无用感,感到悲观和失望。另外,我国文化社会更多地容忍女性表达各种各样的情绪,如当众哭泣得到怜悯和安慰;而男性不能转移自己的痛苦,转而把自己和他人、社会隔绝起来,出现程度不同的社交障碍。

2. 教育程度的影响

教育程度也会影响患者对疾病的反应。一般情况下,教育程度高的人患病后能够积极主动地寻求相关信息,了解疾病的原因、治疗和照护效果。教育程度低的人认为治疗和照护是医务人员的事情,与己无关,当病情恶化时,则抱怨医务人员,更换求医途径,开始寻求民间的偏方,有时还会由于认知错误导致情绪障碍。

(三) 文化背景影响患者的就医方式

文化背景和就医方式有密切关系。个人遭遇生理上、心理上或精神上的问题时,如何就医,寻找何种医疗系统,以何种方式诉说困难和问题,如何依靠家人或他人来获取支持、关心、帮助等一系列就医行为,常常受社会与文化的影响。

1. 宗教观念的影响

宗教观念影响着人们的就医行为。例如,我国某些少数民族信奉的宗教认为疾病是鬼神附体或被人诅咒,所以对患者的治疗首先是请宗教领袖或巫医"念经"或"驱鬼",祈求保佑使患者免除灾祸。当上述措施无效、病情严重时,才送到医院救治。

2.经济条件的影响

患者的经济条件会影响患者的就医方式。经济条件好的人出现健康问题后通常会立即就医,而经济条件较差的人则往往会忍受疾病的痛苦而不去就医。

(四)文化背景影响人们对死亡的认识

死亡是生命的终结,而对生命终结的认识与社会文化密切相关。中国传统文化对死亡的观点包括以下两个方面。

1.中国传统的死亡心态文化

中国传统的死亡心态文化包括死亡心理文化和死亡意识文化。例如,对待死亡的态度、临终时所关心的事情、对待自杀的态度、死亡价值观等。

2.中国传统的死亡行为文化

中国传统的死亡行为文化包括不同民族的居丧习俗(如临终关怀习俗、哭丧习俗等)、不同民族的埋葬方式(如土葬、火葬、水葬等)以及不同的埋葬制度、丧礼及丧服制度。

三、文化照护原则

(一)综合性原则

陪护员在照护的过程中可以采取多方面的照护措施,如饮食照护、心理照护、支持照护等综合方法,使患者尽快适应医院的文化环境。

(二)教育原则

患者有获得有关疾病信息、知识的需求,应根据患者的文化背景(如接受能力、知识水平等),有目的、有计划、有步骤地对患者进行健康教育。

(三)调动原则

文化照护的目的之一就是调动病患的主观能动性和潜在能力,配合他们的文化需求,调动他们的参与意识,使他们积极配合疾病治疗和照护,做一些力所能及的自护,对疾病预后充满信心。

(四)疏导原则

在文化照护中,当出现文化冲突时,陪护员应对患者进行疏导,使其领悟并接受新文化照护。

(五)整体原则

在实施照护时,陪护员不仅要考虑到病患本人的因素,还应评估其家庭、社会因素,争取得到各方面的合作、支持和帮助,帮助病患适应医院的文化环境。

四、文化照护策略

病患因种种原因,离开了原来所熟悉的生活及工作环境而进入陌生环境,如医院、养老院、康复机构等,可能会出现不同程度的不适应现象。陪护员在照护过程中应尊重不同文化背景下病患的文化要求、健康—疾病的观念、信仰和行为方式,向他们提供多层次、多体系、多方位、高水平、有意义和有效的照护,使其适应现有的文化环境。

（一）帮助病患尽快熟悉环境

通过入院介绍使病患尽快熟悉和了解医院、科室、病房的环境、设备、工作人员、规章制度等文化环境。

（二）建立良好的护患关系

陪护员应了解沟通交流中的文化差异，使用语言和非语言的沟通技巧建立良好的护患关系。

（三）尊重病患的风俗习惯

在饮食方面，应尊重各民族的风俗习惯，如回族、塔吉克族、维吾尔族等民族大多信仰伊斯兰教，禁食猪肉，每年九月斋戒期间从黎明到日落禁止进食和饮水。特殊忌讳：南方人忌讳数字"4"，认为是"死"的谐音，不吉利，所以在安排床位上应尽量避开患者所忌讳的数字。民族习俗：有的民族术前不宜剃阴毛；有的民族手术前要进行祈祷等。此外，在临终照护、尸体料理和悲伤表达方式等方面要尊重患者的文化模式。

（四）尊重病患的宗教信仰

很多人都有宗教信仰，作为陪护员不但要了解其所患疾病，还要了解他们的信仰，要尊重他们，允许他们默念经文及做祈祷以保佑平安。对信基督教的患者忌说"星期五"和"十三"，了解佛教病患不吃荤或在天黑时吃荤；伊斯兰教徒在睡前、饭前都要跪在毡垫上做祷告，毡垫不允许用脚踩及跨越，祷告时，不允许别人在附近站着或经过。

（五）加强节日人文关怀

有些没有家属陪护的病患，节日来临时常感到孤独、情绪低落等，作为陪护员在节日期间如劳动节、国庆节、春节等，可以布置灯笼、彩带及彩灯，使病房或家庭充满了节日气氛，使患者感到舒适和愉快，还可以开展多种形式的娱乐及康复活动，如游园活动就深受病患喜爱。游园节目以简单、不动用危险品、病患能操作为原则，如踩气球、抢凳子、吹蜡烛等，并给予适当奖励。节日期间为病患购买花生、瓜子、苹果、香蕉等食品，食堂可为病患加餐。春节、元宵节可组织陪护员与病患一起包水饺，端午节包粽子，中秋节送月饼等，就餐时为他们提供饮料，护患共同举杯祝福，使病患感受到家的温暖。

（六）尊重病患的文化爱好

有些老人喜欢下棋、打球、书法等，陪护员应尊重他们的爱好，努力为他们提供娱乐场所，陪同病患下棋、打球等，使他们心情愉悦。

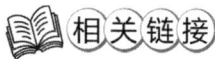

📖 相关链接

文化影响就医行为

案例：电影《刮痧》里的故事发生在美国中部密西西比河畔的城市圣路易斯。许大同移民美国已经8年，和太太简宁、儿子丹尼斯一起过着幸福甜美的生活，并且将许大同的父亲从北京接到美国团聚。一天，丹尼斯发烧、腹泻，爷爷因为看不懂药品上的英文说明,便用中国民间流行的刮痧疗法给丹尼斯治疗。第二天晚上,由于丹尼斯在下床时磕破了头,许大同急忙将他送到医院急诊科。认真的美国大夫在给孩子做全面检查时,发现了孩子背部刮痧时留下的紫痕,以为孩子受到了家庭虐待,直接打电话报警。儿童福利院更是认定许大同有暴力倾向,在医院当场禁止父母接近儿子,并试图以法律手段剥夺他们对孩子的监护权。

分析:刮痧是中医常见的治疗方法,应用范围广泛,操作简单,易于掌握。中国老百姓经常用刮痧治疗中暑、头痛、发热等。而美国人因为不了解中医治疗法,仅仅凭借皮肤上的紫痕就认定孩子受到了身体虐待。这部电影提示我们在接待来自不同文化的患者时,护理人员应深入理解患者的文化背景,了解文化对患者就医行为的影响,并且学习如何与不同文化背景的患者进行有效沟通。

第四节 病患陪护员职业防护

陪护员在工作过程中可能会受到各种职业性有害因素的伤害。因此,为减少职业伤害,保护自身安全,维护自身健康,陪护员应熟知各种职业性有害因素以及如何防范和处理职业伤害。

一、职业防护相关概念

(一) 职业暴露

职业暴露是指从业人员由于职业关系而暴露在有害因素、有害环境中,从而有可能损害健康或危及生命的一种状态。陪护员职业暴露是指陪护员在从事照护工作中,接触有毒、有害物质或病原微生物,以及受到心理、社会等因素的影响而损害健康或危及生命的职业暴露。

(二) 职业防护

职业防护是针对可能造成机体损伤的各种职业性有害因素,采取有效措施,以避免职业性损害的发生,或将损伤降低到最低程度。陪护员职业防护是指在照护工作中,针对各种职业性有害因素采取有效措施,以保护陪护员免受职业有害因素的损伤,或将损伤降低至最低程度。

二、陪护员职业损伤的有害因素

(一) 生物性因素

照护工作环境中常见的致病菌有葡萄球菌、链球菌、肺炎球菌及大肠杆菌等,其广泛存在于患者的各种分泌物、排泄物及用过的衣物和器具中,通过呼吸道、消化道、血液及皮肤等途径感染陪护员。

照护工作环境中常见的病毒有肝炎病毒、艾滋病病毒及冠状病毒等,其传播途径以呼吸道和血液传播较为常见。

（二）化学性因素

1. 常用消毒剂

甲醛、过氧乙酸、戊二醛及含氯消毒片（见图2-4-1）等，可刺激皮肤及呼吸道，引起皮肤过敏、流泪、恶心、呕吐及气喘等症状。长期接触可以造成肝脏损害和肺纤维化，甚至还会损害中枢神经系统，表现为头痛及记忆力减退等。

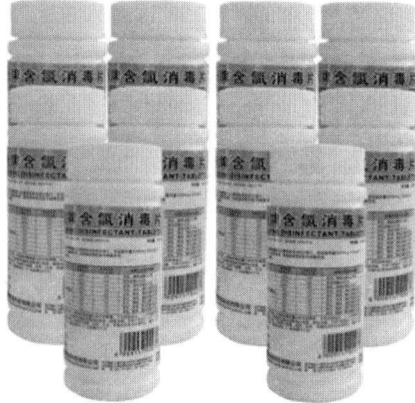

图2-4-1 含氯消毒片

2. 化疗药物

长期接触环磷酰胺（见图2-4-2）、氟尿嘧啶、紫杉醇等化疗药物，在防护不当的情况下可通过皮肤接触、吸入或食入等途径给陪护员带来一些潜在危害。长期小剂量接触可因蓄积作用而产生远期影响，不但可引起白细胞下降，而且还有致癌、致畸、致突变及脏器损伤等危险。

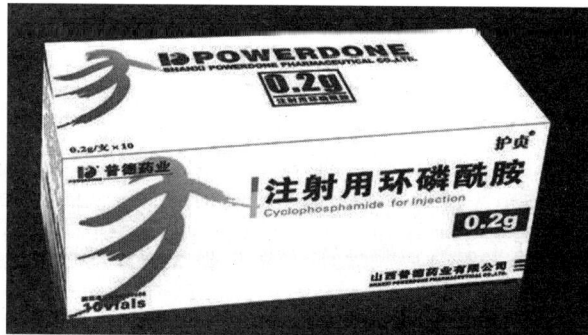

图2-4-2 环磷酰胺

3. 其他化学因素

体温计是陪护员常用的用具之一，其中的汞是医院常见而又极易被忽视的有毒因素。漏出的汞如果处理不当，可对人体产生神经毒性和肾毒性作用。

（三）物理性因素

1. 锐器伤

锐器伤（见图2-4-3）是最常见的职业性有害因素之一，而锐器伤是导致血源性传播疾病最主要的因素。其中,最常见、危害性最大的是乙型肝炎、丙型肝炎和艾滋病。同时,锐器伤也可对陪护员造成心理伤害,产生焦虑和恐惧。

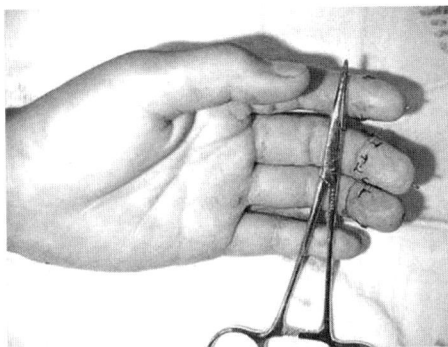

图 2-4-3　锐器伤

2.负重伤

在日常工作中,陪护员的体力消耗较大、劳动强度较大,特别是在为患者翻身、搬运等过程中,当用力不当或弯腰姿势不正确时,容易造成腰部肌肉损伤(见图2-4-4),引发腰椎间盘脱出,长时间站立和走动也可引起下肢静脉曲张等。

3.放射性损伤

陪护员在日常工作中会接触到紫外线、激光等放射性物质,若防护不当,可导致不同程度的皮肤、眼睛受损等不良反应。

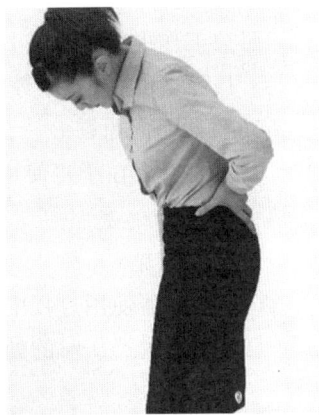

图 2-4-4　腰部肌肉损伤

4.温度性损伤

常见的温度性损伤有热水、热气等所致的烫伤;易燃易爆物品如氧气、乙醇等所致的烧伤;各种治疗仪器如红外线烤灯等所致的灼伤等。

(四) 心理—社会因素

随着社会的发展、人们生活水平的提高、中国社会人口老龄化的加速,以及独生子女家庭的增多,患者及家属对照护需求也增加,专业护士数量严重不足,照护服务供需矛盾加剧,陪护员队伍不断壮大。陪护员已成为医院人力资源中的重要组成部分,并且常常处于超负荷工作中。长时间超负荷的工作、压力大、报酬低、受歧视等因素使陪护员容易产生职业性疲劳,导致心理疲惫,从而引发一系列心理健康问题。

三、常见陪护员职业损伤及防护措施

(一) 生物性损伤

1.生物性损伤的原因

导致陪护员职业暴露的主要原因是污染的针头刺伤或其他锐器伤,以及在照护患者过程中接触到患者的血液、分泌物、排泄物等。

2. 防护措施

（1）树立"标准预防"观念。即认定患者血液、分泌物、排泄物等均具有传染性，须进行隔离，不论是否有明显的血迹污染或是否接触非完整的皮肤与黏膜，接触上述物质者，必须采取防护及隔离措施。如皮肤意外接触到患者的血液、体液等，应立即用肥皂和流水搓洗冲净；如患者的血液、体液溅入眼睛、口腔，应立即用大量清水或生理盐水冲洗。

（2）洗手。陪护员在照护患者前后，特别是接触血液、分泌物、排泄物及污染物品前后，无论是否戴手套，都要洗手。

（3）避免直接接触血液或体液。陪护员应常规实施职业性防护，在照护工作中有效使用口罩、手套、护目镜等防护用品。

（4）安全处理锐利器具。选用安全性能好的照护用品，如无针头的用品、具有安全保护性装置的用品、个人防护用品及锐器收集器等。

（二）锐器伤

照护工作中的锐器伤是一种由医疗利器，如注射器针头、缝针、各种穿刺针、手术刀、剪刀、碎玻璃、安瓿瓶等造成皮肤深部足以使受伤者出血的皮肤损伤。

1. 锐器伤的原因

其主要原因在于将使用后的锐器进行分离、浸泡和清洗时或是在处理医疗污物时，不慎导致误伤。

2. 防护措施

（1）在锐器使用过程中执行防护措施，规范操作行为，提高自我防护意识。

（2）发生锐器伤时的处理措施（见图2-4-5）。立即用健侧手从近心端向远心端

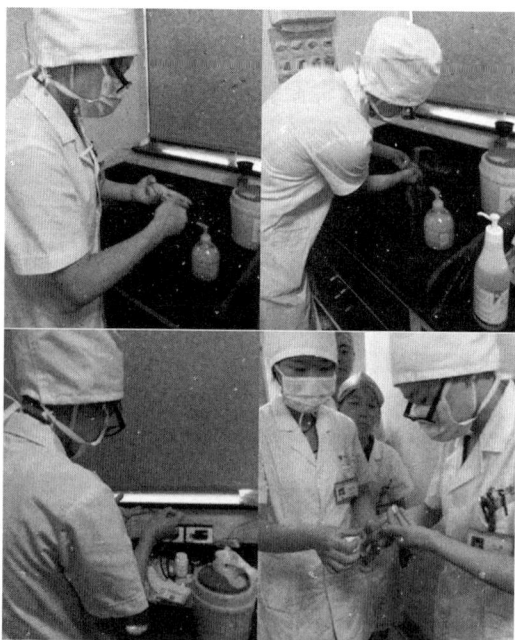

图 2-4-5 锐器伤的处理

挤压,排出伤口部位的血液,避免在伤口局部来回挤压,避免产生虹吸现象,将污染血液回吸入血管,增加感染概率;用肥皂水彻底清洗伤口并用流动净水冲洗伤口 5 分钟;用 0.5％碘伏、2％碘酊、75％乙醇消毒伤口;向主管部门汇报并填写锐器伤登记表;请有关专家评估锐器伤并指导处理,根据患者血液中病毒的多少和伤口的深度暴露时间、范围进行评估,做相应的处理。

（三）负重伤

负重伤是指陪护员由于职业关系经常需要搬动重物,当身体负重过大或用力不当时所导致的肌肉、骨骼或关节的损伤。

1. 负重伤的原因

陪护员工作强度较大,如搬运患者、为患者翻身、搬运医疗照护物资等,再加上工作量大、工作节奏快、长时间站立工作等均可导致职业性腰肌劳损、腰背酸痛、腰椎间盘突出症或下肢静脉曲张等。

2. 防护措施

（1）加强锻炼,提高身体素质。加强腰部锻炼是预防负重伤的重要措施,如健美操、广播体操、太极拳、慢跑、游泳等。锻炼可提高机体免疫力,增强肌肉的柔韧性,增加骨关节活动度,防止发生负重伤。

（2）保持正确的工作姿势。在日常工作中,陪护员应注意保持正确的身体姿势,良好的身体姿势不仅可以预防职业性腰背痛的发生,还可减少腰椎间盘突出症的发生概率。站立或坐位时,尽可能保持腰椎伸直,使脊柱支撑力增大,避免因过度屈曲引起腰部韧带劳损,减少身体重力对腰椎的损伤;在对卧床患者翻身、更换床单时,身体应靠近床侧,两脚适当分开,为其翻身时,两膝顶住床侧栏杆,肘部支住床面,达到省力的目的;在搬动物品时,要使物体尽量靠近自己的身体,搬动过程中,上身尽量少做扭转,以免引起腰痛(见图 2-4-6)。

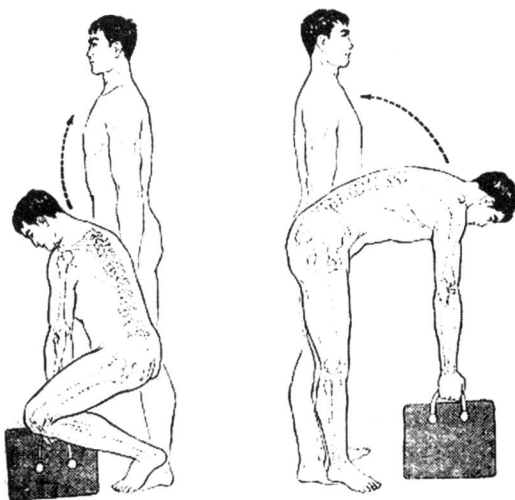

(A)正确,屈膝屈髋直腰姿势　　(B)不正确,直膝弯腰姿势

图 2-4-6　扛抬重物的正确姿势

（3）经常变换工作姿势。在工作中,陪护员应避免长时间保持一种体位或姿势,要定时变换体位,以缓解肌肉、关节及骨骼疲劳,减轻脊柱负荷。另外,要避免剧烈运动,以防腰部肌肉拉伤等。

（4）使用劳动保护用品。在工作中,陪护员可以佩戴腰围等保护用品以加强腰部的稳定性。腰围只有在活动、工作时使用,其他时间最好不用,以免长时间使用造成腰肌萎缩、产生腰背痛等。

（5）促进下肢血液循环。长时间站立工作可导致下肢血液回流受阻而发生下肢静脉曲张。为预防下肢静脉曲张,陪护员在站立时可让双下肢轮流支撑身体重量,并可适当做踮脚动作,工作间歇可尽量抬高下肢或做下肢运动操,以促进血液回流,还可穿弹力袜,以促进下肢血液循环,减轻身体沉重感和疲劳感。

相关链接

照护工作压力的应对方法

常见的由照护工作所产生的身体不适有头痛、肩痛、腰痛、不能熟睡、易于疲劳、便秘等。此外,压力所致的焦虑、紧张等精神萎靡,也会使不少人感到烦恼。

这些身心不适,大多数可以通过轻松运动、营造自己的时间等方式来消除,即使作为压力源的问题很多不能去除,也可通过改变自己的看法及应对方式使压力得以减轻。如果个人不能解决压力带给自己的不适感,就需要发动家属,找相同境遇的同事商谈,积极利用社会支持也很重要。

课后小结

通过病患陪护员职业工作要求与现代生活技能的学习,能知晓陪护员的岗位职责及工作要求;掌握常用的现代生活照护技能,并熟练操作,除了为照护对象提供基本的生理需要帮助外还要提供相关的健康知识,学会倾听照护对象的诉说,学习观察其心理反应,帮助其应对压力,增强机体的适应能力。

通过病患陪护员礼仪规范与日常人际沟通的学习,能知道对陪护员的服务礼仪要求并严格遵守;掌握日常工作中的基本沟通技能,抱着真诚为照护对象服务的心态来取得照护对象的信任。

通过文化背景对照护的影响的学习,让学员们了解文化的含义和特性,掌握文化背景对照护的影响因素,能运用文化照护策略对不同文化背景的患者进行照护。

通过职业防护知识的学习,让学员们明确职业损伤的有害因素,掌握常见的陪护员职业损伤因素及其防护措施,从而能减少职业伤害,保护自身安全。

▌本章思考题▌

1. 陪护员如何按照岗位职责要求做好本职工作？

2. 在整理清洁过程中如何做到井然有序？

3. 陪护员如何运用沟通技能取得照护对象的信任？

4. 对于要求过高的照护对象或家属，陪护员应该如何与其进行沟通？

5. 文化背景对照护有什么影响？

6. 文化照护应遵循哪些原则？

7. 什么是职业防护？

8. 常见的陪护员职业损伤有哪些？

9. 如何对陪护员职业损伤进行防护？

（虞静琦　苏吉儿）

第三章　相关法律、法规知识

1. 能说出民事权利、民事行为及民事责任等法律规定。
2. 学会正确与用人单位签订劳动合同。
3. 学会正确保护消费者、患者以及残疾人的合法权益。
4. 能说出医疗机构管理、纠纷处理、传染病管理的法律规定。
5. 能说出家庭服务业的发展趋势。
6. 能应用相关法律解决和处理工作纠纷。

第一节　民事权利、民事行为及民事责任等法律规定

民事权利、民事行为及民事责任等法律规定，主要体现在《中华人民共和国民法通则》（以下简称《民法通则》）等相关法律、法规中。

一、民事权利

民事权利是指法律赋予民事主体为实现某种权益而为某种行为或不为某种行为的自由。民事权利的行使是对民事权利内容的实现。权利人通过实施行使权利的行为，可以实现权利所体现的利益。在行使权利的方式上，权利人可以自己行使，也可以依法由他人代为行使，或将权利的内容转移给他人享有并行使。但权利人须正当行使权利，在行使权利的过程中应遵循诚实信用、尊重社会公共利益的原则，禁止权利滥用。权利人行使权利若违背权利的目的，损害了他人或社会公共利益，就属于权利滥用，应依法承担相应的法律责任。

二、民事行为

民事行为是指以意思表示为要素，以设立、变更、终止民事权利义务关系为目的的行为。民事行为具有下列法律效力。

1. 民事行为的生效

民事行为生效应当具备下列条件：第一，行为人具有相应的民事行为能力；第二，意思表示真实；第三，不违反法律或者社会公共利益。

2. 无效民事行为

无效民事行为是指因欠缺民事行为的生效要件，自始、当然、确定不发生法律效力的民事行为。无效民事行为包括了行为人不具有行为能力实施的民事行为、意思表示不自由且损害国家利益的民事行为和内容违法的民事行为。

3. 可撤销的民事行为

可撤销的民事行为是指虽然已经成立并生效，但因为意思表示不真实，可以因行为人撤销权的行使，使其自始不发生效力的民事行为。可撤销的民事行为在成立之初产生法律效力，只有在当事人行使撤销权并经过法定撤销程序被撤销后，其效力溯及该民事行为成立时无效。如果享有撤销权的人在法定期间内没有行使撤销权，该民事行为继续有效。可撤销的民事行为包括了存在重大误解的民事行为；显失公平的民事行为；受欺诈、胁迫和乘人之危而为的民事行为。

4. 效力待定的民事行为

（1）效力待定民事行为的概念。效力待定的民事行为是指已经成立但效力处于不确定状态的民事行为。其效力的最后确定，取决于享有形成权的第三人如何行使其权利。如果确定有效，其效力溯及于行为成立之时；确定无效的，自行为开始时即不生效。这一点区别于可撤销民事行为，因为可撤销民事行为在撤销前是有效的，而不是处于效力的或然状态。

（2）效力待定民事行为的分类。效力待定的民事行为可分为限制民事行为能力人实施的依法不能独立实施的多方民事行为、无权处分行为和无权代理行为。效力待定的民事行为可以经过权利人的事后追认而生效。

三、民事责任

民事责任是指民事主体违反合同义务或法定民事义务而应承担的法律后果。其特征有：

（1）民事责任发生在平等的民事主体之间，以民事主体违反民事义务侵害他人的民事权益为前提。这是民事法律责任的根本特征。

（2）民事责任主要是财产责任，以一方当事人（加害人）补偿对另一方当事人（受害人）的损害为主要目的，主要体现对被侵害的民事权利的恢复与救济，对被侵害主体损害的填补。

（3）民事责任可以由当事人在法律允许的范围内协商。

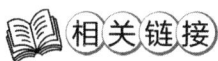

📖 相关链接

护工外出病人噎死　护工所在公司承担部分责任

陶大爷患脑血栓生活不能自理，其子女将父亲送到某中医院进行恢复治疗，同时聘请某劳务公司的护工负责看护老人,护理期限为20天,陪护费用为2000元。一天中午,男护工胡某离岗打饭,陶大爷暂由另一名女护工看护,在午餐过程中陶大爷被馒头噎住,导致呼吸停止,意识丧失,经医院抢救后虽恢复了呼吸,但2天后仍因抢救无效死亡。

陶大爷的子女起诉至法院,要求劳务公司退还2000元护理费,并和医院共同赔偿50万余元。但该中医院认为,其在诊疗护理过程中并不存在过错,劳务公司也认为陶大爷之死与护工的护理操作之间不存在因果关系,均不同意赔偿。

法院审理后认定,医院在诊疗护理过程中确无过错,而劳务公司未能保证病人安全,应承担一定责任,最后认定劳务公司对陶大爷之死承担部分责任,判令其退还2000元护理费,并一次性赔偿死亡赔偿金、精神损失抚慰金等5万元。

第二节 劳动合同、劳动保护等法律规定

为保障劳动者的合法权益,《中华人民共和国劳动法》(以下简称《劳动法》)于1995年1月1日起施行,随后《中华人民共和国劳动合同法》(以下简称《劳动合同法》)《关于贯彻执行〈中华人民共和国劳动法〉若干问题的意见》《中华人民共和国企业劳动争议处理条例》等一系列配套法律法规也相继出台,为劳动争议处理提供了法律依据。

一、劳动法的适用对象

(1)"个体经济组织"是指一般雇工在7人以下的个体工商户。

(2)中国境内的企业、个体经济组织与劳动者之间,只要形成劳动关系,即适用《劳动法》。

(3)国家机关、事业组织、社会团体实行劳动合同制度的以及按规定应实行劳动合同制度的工勤人员;其他通过劳动合同与国家机关、事业组织、社会团体建立劳动关系的劳动者。

(4)公务员和比照实行公务员制度的事业组织和社会团体工作人员,以及农村劳动者(乡镇企业职工和进城务工、经商的农民除外)、现役军人和家庭保姆等不适用《劳动法》。

二、劳动合同与集体合同的订立

(一)劳动合同的种类

劳动合同分为固定期限劳动合同、无固定期限劳动合同和以完成一定工作任务为期限的劳动合同。

固定期限劳动合同,是指用人单位与劳动者约定合同终止时间的劳动合同。无固定期限劳动合同,是指用人单位与劳动者约定无确定终止时间的劳动合同。有下列情形之一,劳动者提出或者同意续订、订立劳动合同的,除劳动者提出订立固定期限劳动

合同外,应当订立无固定期限劳动合同:①劳动者在该用人单位连续工作满 10 年的;②用人单位初次实行劳动合同制度或者国有企业改制重新订立劳动合同时,劳动者在该用人单位连续工作满 10 年且距法定退休年龄不足 10 年的;③连续订立两次固定期限劳动合同,且劳动者没有《劳动合同法》第 39 条和第 40 条第 1 项、第 2 项规定的情形,续订劳动合同的。用人单位自用工之日起满一年不与劳动者订立书面劳动合同的,视为用人单位与劳动者已订立无固定期限劳动合同。

（二）合同订立前的告知说明义务

用人单位招用劳动者时,应当如实告知劳动者工作内容、工作条件、工作地点、职业危害、安全生产状况、劳动报酬,以及劳动者要求了解的其他情况;用人单位有权了解劳动者与劳动合同直接相关的基本情况,劳动者应当如实说明。

（三）合同的生效

建立劳动关系,应当订立书面劳动合同;已建立劳动关系,未同时订立书面劳动合同的,应当自用工之日起一个月内订立书面劳动合同;用人单位与劳动者在用工前订立劳动合同的,劳动关系自用工之日起建立。《劳动合同法》第 16 条又指出,劳动合同由用人单位与劳动者协商一致,并经用人单位与劳动者在劳动合同文本上签字或者盖章生效。

集体合同签订后应当报送劳动行政部门;劳动行政部门自收到集体合同文本之日起 15 日内未提出异议的,集体合同即行生效。

（四）试用期

试用期是个约定的条款,如果双方没有事先约定,用人单位就不能以试用期为由解除劳动合同。劳动合同期限 3 个月以上不满 1 年的,试用期不得超过 1 个月;劳动合同期限 1 年以上不满 3 年的,试用期不得超过 2 个月;3 年以上固定期限和无固定期限的劳动合同,试用期不得超过 6 个月。同一用人单位与同一劳动者只能约定一次试用期。以完成一定工作任务为期限的劳动合同或者劳动合同期限不满 3 个月的,不得约定试用期。试用期包含在劳动合同期限内。劳动合同仅约定试用期的,试用期不成立,该期限为劳动合同期限。

三、劳动合同的终止与解除

（一）劳动合同的终止

劳动合同期满或者当事人约定的劳动合同终止条件出现,劳动合同即行终止。具体有下列情形:

（1）劳动合同期满的;

（2）劳动者开始依法享受基本养老保险待遇的;

（3）劳动者死亡,或者被人民法院宣告死亡或者宣告失踪的;

（4）用人单位被依法宣告破产的;

（5）用人单位被吊销营业执照、责令关闭、撤销或者用人单位决定提前解散的;

（6）法律、行政法规规定的其他情形。

劳动者有下列情形之一的,用人单位不得终止劳动合同:

(1)从事接触职业病危害作业的劳动者未进行离岗前职业健康检查,或者疑似职业病患者在诊断或者医学观察期间的;

(2)在本单位患职业病或者因工负伤并被确认丧失或者部分丧失劳动能力的;

(3)患病或者非因工负伤,在规定的医疗期内的;

(4)女职工在孕期、产期、哺乳期的;

(5)在本单位连续工作满15年,且距法定退休年龄不足5年的;

(6)法律、行政法规规定的其他情形。

劳动合同期满,有以上规定情形之一的,劳动合同应当续延至相应的情形消失时终止。但是,其中上述情形第2项规定丧失或者部分丧失劳动能力劳动者的劳动合同的终止,按照国家有关工伤保险的规定执行。

(二)劳动合同的解除

1.双方合意解除

根据规定,经劳动合同当事人协商一致,劳动合同可以解除。

2.用人单位单方面解除

劳动者有下列情形之一的,用人单位可以解除劳动合同:

(1)在试用期间被证明不符合录用条件的;

(2)严重违反劳动纪律或者用人单位规章制度的;

(3)严重失职,营私舞弊,对用人单位利益造成重大损害的;

(4)被依法追究刑事责任的。

有下列情形之一的,用人单位可以解除劳动合同,但是应当提前30日以书面形式通知劳动者本人:

(1)劳动者患病或者非因工负伤,医疗期满后,不能从事原工作也不能从事由用人单位另行安排的工作的;

(2)劳动者不能胜任工作,经过培训或者调整工作岗位,仍不能胜任工作的;

(3)劳动合同订立时所依据的客观情况发生重大变化,致使原劳动合同无法履行,经当事人协商不能就变更劳动合同达成协议的。

关于用人单位经济性裁员的规定,《劳动法》第27条指出,用人单位濒临破产进行法定整顿期间或者生产经营状况发生严重困难,确需裁减人员的,应当提前30日向工会或者全体职工说明情况,听取工会或者职工的意见,经向劳动行政部门报告后,可以裁减人员。用人单位依据规定裁减人员,在6个月内录用人员的,应当优先录用被裁减的人员。

3.劳动者单方解除

劳动者解除劳动合同,应当提前30日以书面形式通知用人单位。有下列情形之一的,劳动者可以随时通知用人单位解除劳动合同:

(1)在试用期内的;

(2)用人单位以暴力、威胁或者非法限制人身自由的手段强迫劳动的;

（3）用人单位未按照劳动合同约定支付劳动报酬或者提供劳动条件的。

（三）经济补偿

1. 经济补偿的情形

有下列情形之一的,用人单位应当向劳动者支付经济补偿:

（1）劳动者依照《劳动合同法》第 38 条规定解除劳动合同的;

（2）用人单位依照《劳动合同法》第 36 条规定向劳动者提出解除劳动合同并与劳动者协商一致解除劳动合同的;

（3）用人单位依照《劳动合同法》第 40 条规定解除劳动合同的;

（4）用人单位依照《劳动合同法》第 41 条第 1 款规定解除劳动合同的;

（5）除用人单位维持或者提高劳动合同约定条件续订劳动合同,劳动者不同意续订的情形外,依照《劳动合同法》第 44 条第 1 项规定终止固定期限劳动合同的;

（6）依照《劳动合同法》第 44 条第 4 项、第 5 项规定终止劳动合同的;

（7）法律、行政法规规定的其他情形。

2. 经济补偿的标准

经济补偿按劳动者在本单位工作的年限,每满一年支付一个月工资的标准向劳动者支付。6 个月以上不满一年的,按一年计算;不满 6 个月的,向劳动者支付半个月工资的经济补偿。劳动者月工资高于用人单位所在直辖市、设区的市级人民政府公布的本地区上年度职工月平均工资 3 倍的,向其支付经济补偿的标准按职工月平均工资 3 倍的数额支付,向其支付经济补偿的年限最高不超过 12 年。这里所说的月工资是指劳动者在劳动合同解除或者终止前 12 个月的平均工资。

四、工作时间和休息休假

（一）工作时间与休息类型

工作时间主要有标准工作时间和计件工作时间两种类型,对于企业因生产特点确不能实行上述两种工时制度的,经劳动行政部门批准可以实行其他工时制度。标准工作时间为劳动者每日工作 8 小时、每周工作 40 小时。对实行计件工作的劳动者,用人单位应当根据劳动法规定的工时制度合理确定其劳动定额和计件报酬标准。

我国《劳动法》规定,用人单位应当保证劳动者每周至少休息 1 日。用人单位应在法定休假节日依法安排劳动者休假,包括元旦、春节、国际劳动节、国庆节以及法律、法规规定的其他休假节日,如探亲假、年休假。

（二）延长工作时间

用人单位由于生产经营需要,经与工会和劳动者协商后可以延长工作时间,一般每日不得超过 1 小时;因特殊原因需要延长工作时间的,在保障劳动者身体健康的条件下延长工作时间每日不得超过 3 小时,但是每月不得超过 36 小时。

有下列情形之一的,延长工作时间不受《劳动法》的限制:

（1）发生自然灾害、事故或者因其他原因,威胁劳动者生命健康和财产安全,需要紧急处理的;

（2）生产设备、交通运输线路、公共设施发生故障，影响生产和公众利益，必须及时抢修的；

（3）法律、行政法规规定的其他情形。

（三）休息日调整与报酬补偿

企业和不能实行规定的统一工作时间的事业单位，可以根据实际情况灵活安排周休息日。有下列情形之一的，用人单位应当按照下列标准支付高于劳动者正常工作时间工资的工资报酬：

（1）安排劳动者延长工作时间的，支付不低于工资的150％的工资报酬；

（2）休息日安排劳动者工作又不能安排补休的，支付不低于工资的200％的工资报酬；

（3）法定休假日安排劳动者工作的，支付不低于工资的300％的工资报酬。

五、工资

（一）最低工资保障

国家实行最低工资保障制度。最低工资的具体标准由省、自治区、直辖市人民政府规定，报国务院备案。用人单位支付劳动者的工资不得低于当地最低工资标准。但是，延长工作时间工资，中班、夜班、高温、低温、井下、有毒有害等特殊工作环境、条件下的津贴，以及国家法律法规、政策规定的劳动者社会保险和福利待遇不包括在最低工资中。

（二）工资的支付

工资应当以货币形式按月支付给劳动者本人，不得克扣或者无故拖欠劳动者的工资。劳动者在法定休假日和婚丧假期间以及依法参加社会活动期间，用人单位应当依法支付工资。

六、劳动安全卫生、女职工和未成年工特殊保护

（一）用人单位的劳动保护义务

用人单位必须为劳动者提供符合国家规定的劳动安全卫生条件和必要的劳动防护用品，对从事有职业危害作业的劳动者应当定期进行健康检查。

（二）女职工特殊劳动保护规定

用人单位不得安排女职工在经期从事高处、低温、冷水作业和国家规定的第三级体力劳动强度的劳动。不得安排女职工在怀孕期间从事国家规定的第三级体力劳动强度的劳动和孕期禁忌从事的劳动。对怀孕7个月以上的女职工，不得安排其延长工作时间和夜班劳动。女职工生育享受不少于90天的产假。不得安排女职工在哺乳未满1周岁的婴儿期间从事国家规定的第三级体力劳动强度的劳动和哺乳期禁忌从事的其他劳动，不得安排其延长工作时间和夜班劳动。

（三）未成年工特殊劳动保护的规定

未成年工指年满16周岁未满18周岁的劳动者。不得安排未成年工从事矿山井下、有毒有害、国家规定的第四级体力劳动强度的劳动和其他禁忌从事的劳动。用人单

位应当对未成年工定期进行健康检查。

七、职业培训

用人单位应当建立职业培训制度，按照国家规定提取和使用职业培训经费，根据本单位实际，有计划地对劳动者进行职业培训。从事技术工种的劳动者，上岗前必须经过培训。

国家应确定职业分类，对规定的职业制定职业技能标准，实行职业资格证书制度，由经过政府批准的考核鉴定机构负责对劳动者实施职业技能考核鉴定。

八、劳动争议处理

劳动争议发生后，当事人可以向本单位劳动争议调解委员会申请调解；调解不成，当事人一方要求仲裁的，可以向劳动争议仲裁委员会申请仲裁。当事人一方也可以直接向劳动争议仲裁委员会申请仲裁。对仲裁裁决不服的，可以向人民法院提起诉讼。

📖 相关链接

护工普遍工作强度大、时间长　没有签劳动合同缺保障

上海妇女学会、复旦大学妇女研究中心和上海交通大学医学院妇女研究中心的一份护工抽样调查报告显示，有 30.9％ 的护工每天工作 9～12 小时，其余近七成的护工每天工作时间在 12 个小时以上。他们干一天算一天钱，没有周末，更没有"双薪"或补休等福利。

受访的多位护工反映，他们也是近几年才知道有"劳动合同"一说的，但至今没跟公司签过合同。"没有合同，自然不会有医保、社保，护工的劳动权益如何获得保障根本无从谈起。"一位长期从事医院管理的专家分析说，公司之所以不愿和护工签订合同，除了出于成本的考虑之外，更重要的是规避风险。"近年来医患纠纷日益加剧，患者及其家属与护工之间的冲突也越来越频繁。护理公司觉得不签订正规的劳动合同，才是对公司的最好保护。"

一位护工管理公司的负责人反映，就算公司提出给护工签合同、买社保，但其实很多护工一听到买社保自己也要出一部分钱，马上就不干了。"他们大多是从农村出来的，总觉得钱要拿在自己手上才放心。"

第三节　残疾人保障的法律规定

关心残疾人是社会文明进步的重要标志。《中华人民共和国残疾人保障法》（以下简称《残疾人保障法》）由中华人民共和国第十一届全国人民代表大会常务委员会第二

次会议于 2008 年 4 月 24 日修订通过,自 2008 年 7 月 1 日起施行。

残疾人是指在心理、生理、人体结构上,某种组织、功能丧失或者不正常,全部或者部分丧失以正常方式从事某种活动能力的人,包括视力残疾、听力残疾、言语残疾、肢体残疾、智力残疾、精神残疾、多重残疾和其他残疾的人。具体残疾标准由国务院规定。

一、相关主体的权利与义务

(一) 残疾人的权利

残疾人在政治、经济、文化、社会和家庭生活等方面享有同其他公民平等的权利。禁止基于残疾的歧视。禁止侮辱、侵害残疾人。禁止通过大众传播媒介或者其他方式贬低损害残疾人人格。残疾人和残疾人组织有权向各级国家机关提出残疾人权益保障、残疾人事业发展等方面的意见和建议。

(二) 残疾人的义务

国家鼓励残疾人自尊、自信、自强、自立,为社会主义建设贡献力量。残疾人应当遵守法律、法规,履行应尽的义务,遵守公共秩序,尊重社会公德。

(三) 扶养人的义务

残疾人的扶养人必须对残疾人履行扶养义务。残疾人的监护人必须履行监护职责,尊重被监护人的意愿,维护被监护人的合法权益。残疾人的亲属、监护人应当鼓励和帮助残疾人增强自立能力。禁止对残疾人实施家庭暴力,禁止虐待、遗弃残疾人。

(四) 国家、各级政府的义务

国家应采取措施,保障残疾人依照法律规定,通过各种途径和形式,管理国家事务,管理经济和文化事业,管理社会事务。制定法律、法规、规章和公共政策时,对涉及残疾人权益和残疾人事业的重大问题,应当听取残疾人和残疾人组织的意见。

县级以上人民政府应当将残疾人事业纳入国民经济和社会发展规划,加强领导,综合协调,并将残疾人事业经费列入财政预算,建立稳定的经费保障机制。

(五) 残联组织的义务

中国残疾人联合会及其地方组织,代表残疾人的共同利益,维护残疾人的合法权益,应团结教育残疾人,为残疾人服务,动员社会力量,发展残疾人事业。

二、康复机构和康复指导

各级人民政府鼓励和扶持社会力量兴办残疾人康复机构。地方各级人民政府和有关部门,应当组织和指导城乡社区服务组织、医疗预防保健机构、残疾人组织、残疾人家庭和其他社会力量,开展社区康复工作。残疾人教育机构、福利性单位和其他为残疾人服务的机构,应当创造条件,开展康复训练活动。残疾人在专业人员的指导和有关工作人员、志愿工作者及亲属的帮助下,应当努力进行功能、自理能力和劳动技能的训练。

三、残疾人教育

普通教育机构对具有接受普通教育能力的残疾人实施教育,并为其学习提供便利和帮助。普通小学、初级中等学校,必须招收能适应其学习生活的残疾儿童、少年入学;普通高级中等学校、中等职业学校和高等学校,必须招收符合国家规定的录取要求的残疾考生入学,不得因其残疾而拒绝招收;拒绝招收的,当事人或者其亲属、监护人可以要求有关部门处理,有关部门应当责令该学校招收。普通幼儿教育机构应当接收能适应其生活的残疾幼儿。

四、劳动就业

(一) 残疾人就业方针

政府和社会举办残疾人福利企业、盲人按摩机构和其他福利性单位,集中安排残疾人就业。用人单位安排残疾人就业达不到其所在地省、自治区、直辖市人民政府规定比例的,应当缴纳残疾人就业保障金。

(二) 扶持残疾人就业的优惠措施

国家对安排残疾人就业达到、超过规定比例或者集中安排残疾人就业的用人单位和从事个体经营的残疾人,依法给予税收优惠,并在生产、经营、技术、资金、物资、场地等方面给予扶持。国家对从事个体经营的残疾人,免除行政事业性收费。

县级以上地方人民政府及其有关部门应当确定适合残疾人生产、经营的产品、项目,优先安排残疾人福利性单位生产或者经营,并根据残疾人福利性单位的生产特点确定某些产品由其专产。在同等条件下,政府采购应当优先购买残疾人福利性单位的产品或者服务。

地方各级人民政府应当开发适合残疾人就业的公益性岗位。对申请从事个体经营的残疾人,有关部门应当优先核发营业执照。对从事各类生产劳动的农村残疾人,有关部门应当在生产服务、技术指导、农用物资供应、农副产品购销和信贷等方面,给予帮助。

五、社会保障

(一) 社会保险

残疾人及其所在单位应当按照国家有关规定参加社会保险。残疾人所在城乡基层群众性自治组织、残疾人家庭,应当鼓励、帮助残疾人参加社会保险。对生活确有困难的残疾人,按照国家有关规定给予社会保险补贴。

(二) 社会救助

各级人民政府对生活确有困难的残疾人,通过多种渠道给予生活、教育、住房和其他社会救助。县级以上地方人民政府对享受最低生活保障待遇后生活仍有特别困难的残疾人家庭,应当采取其他措施保障其基本生活。各级人民政府对贫困残疾人的基本医疗、康复服务、必要的辅助器具的配置和更换,应当按照规定给予救助。对生活不能自理的残疾人,地方各级人民政府应当根据情况给予照护补贴。

地方各级人民政府对无劳动能力、无扶养人或者扶养人不具有扶养能力、无生活来源的残疾人,按照规定予以供养。国家鼓励和扶持社会力量举办残疾人供养、托养机构。残疾人供养、托养机构及其工作人员不得侮辱、虐待、遗弃残疾人。

（三）便利与优惠

县级以上人民政府对残疾人搭乘公共交通工具，应当根据实际情况给予便利和优惠。残疾人可以免费携带随身必备的辅助器具。盲人持有效证件可免费乘坐市内公共汽车、电车、地铁、渡船等公共交通工具。盲人读物邮件免费寄递。国家鼓励和支持提供电信、广播电视服务的单位对盲人、听力残疾人、言语残疾人给予优惠。

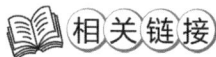

📖 **相关链接**

坐轮椅够不着挂号台　看病上卫生间很麻烦

在 2014 年第五个全国"肢残人活动日"到来之际，西安市肢残人协会组织了 7 位肢体残疾人代表，在省人民医院进行无障碍体验活动。

体验一：挂号台太高够不着

体验者表示，医院目前设置的挂号台都是按照普通患者的身高设置的，而对于乘坐轮椅就诊的肢残人士来说，就比较尴尬，应设置肢残人士的专门挂号窗口。另外，医院目前设有多个电子显示屏，显示着挂号信息等，对盲人来说就诊依然困难很大。对此，建议在电子显示屏的基础上，提供语音播报功能。

体验二：看病时如厕很头疼

几位体验者一致表示，看病时上卫生间，是让他们最为头疼的事儿。目前不少医院都并未设置无障碍设施，没有坐便器，也没有安全抓杆。对此，建议医院以后在新建时尽量考虑肢残人士，最好设置残疾人专用卫生间，配上坐便器、洗手盆、安全抓杆和呼救按钮等，洗手台的高度尽量偏低一些，方便残疾人使用。此外，如今看个病都得楼上楼下跑来跑去，挂号、就诊、交费、取药很多不在一个楼层，这就意味着需要乘坐电梯上下。但对于在不少电梯里并未配备专门服务人员的医院，体验者们都表示，盲人无法乘坐电梯。对此，建议电梯内按钮增设盲文，并把按钮位置设置于较低点。

第四节　消费者权益保护的法律规定

为了加强保护消费者的合法权益，2013 年 10 月 25 日第十二届全国人大常委会第五次会议通过了《全国人民代表大会常务委员会关于修改〈中华人民共和国消费者权益保护法〉的决定》（以下简称《消法》），该修改决定自 2014 年 3 月 15 日起实施。

一、消费者的界定

消费者是基于生活消费产生的，有下列四层含义：

（1）既包括衣食住行的生存型消费，也包括娱乐、休闲、购买奢侈品等发展型消费；

（2）"生活消费"不包括"知假买假"的牟利性行为；

（3）消费者既包括商品、服务的购买者，也包括商品、服务的使用者、接受者；

（4）农民购买、使用直接用于农业生产的农资产品的，参照适用《消法》。

二、经营者的界定

经营者从事一定的商业经营活动，具有持续性、特定性特点，偶尔、零星出售商品或服务的不宜认定为经营者；经营者从事的行为是有偿的，经营者不以公司等企业法人为限，凡持续有偿地向消费者从事了商品生产、销售或者提供服务的法人、其他组织和自然人，均可成为经营者。

三、消费者的权益

经营者在为消费者提供服务时，应保障消费者下列权益：

（1）人身财产安全权。消费者有权要求经营者提供的商品和服务，符合保障人身、财产安全的要求。

（2）知情权。消费者有权根据商品或者服务的不同情况，要求经营者提供商品的价格、产地、生产者、用途、性能、规格、等级、主要成分、生产日期、有效期限、检验合格证明、使用方法说明书、售后服务，或者服务的内容、规格、费用等有关情况。

（3）选择权。消费者有权自主选择提供商品或者服务的经营者，自主选择商品品种或者服务方式，自主决定购买或者不购买任何一种商品、接受或者不接受任何一项服务，有权进行比较、鉴别和挑选。

（4）公平交易权。消费者在购买商品或者接受服务时，有权获得质量保障、价格合理、计量正确等公平交易条件，有权拒绝经营者的强制交易行为。

（5）求偿权。消费者因购买、使用商品或者接受服务受到人身、财产损害的，享有依法获得赔偿的权利。

四、经营者的义务

（一）保障消费者安全的义务

对可能危及人身、财产安全的商品和服务，经营者应当向消费者做出真实的说明和明确的警示，并说明和标明正确使用商品或者接受服务的方法以及防止危害发生的方法。宾馆、商场、餐馆、银行、机场、车站、港口、影剧院等经营场所的经营者，应当对消费者尽到安全保障义务。

（二）如实告知的义务

经营者向消费者提供有关商品或者服务的质量、性能、用途、有效期限等信息，应当真实、全面，不得作虚假或者引人误解的宣传。经营者对消费者就其提供的商品或者服务的质量和使用方法等问题提出的询问，应当做出真实、明确的答复。经营者提供商品或者服务应当明码标价。

（三）出具交易单据的义务

经营者提供商品或者服务，应当按照国家有关规定或者商业惯例向消费者出具发票等购货凭证或者服务单据;消费者索要发票等购货凭证或者服务单据的,经营者必须出具。

(四)质保、"三包"、无理由退货的义务

经营者提供的商品或者服务不符合质量要求的,消费者可以依照国家规定、当事人约定退货,或者要求经营者履行更换、修理等义务。

(五)保护消费者人身权、个人信息安全的义务

经营者不得对消费者进行侮辱、诽谤,不得搜查消费者的身体及其携带的物品,不得侵犯消费者的人身自由。

经营者收集、使用消费者个人信息,应当遵循合法、正当、必要的原则,明示收集、使用信息的目的、方式和范围,并经消费者同意,不得违反法律、法规的规定和双方的约定。经营者及其工作人员对收集的消费者个人信息必须严格保密,不得泄露、出售或者非法向他人提供。经营者应当采取技术措施和其他必要措施,确保信息安全,防止消费者个人信息泄露、丢失。在发生或者可能发生信息泄露、丢失的情况时,应当立即采取补救措施。经营者未经消费者同意或者请求,或者消费者明确表示拒绝的,不得向其发送商业性信息。

五、格式条款

格式条款又称标准条款,是指当事人为了重复使用而预先拟定并在订立合同时未与对方协商的条款,如保险合同、拍卖成交确认书等都是格式合同。

经营者在经营活动中使用格式条款的,应当以显著方式提请消费者注意商品或者服务的数量和质量、价款或者费用、履行期限和方式、安全注意事项和风险警示、售后服务、民事责任等与消费者有重大利害关系的内容,并按照消费者的要求予以说明。

经营者不得以格式条款、通知、声明、店堂告示等方式,做出排除或者限制消费者权利、减轻或者免除经营者责任、加重消费者责任等对消费者不公平、不合理的规定,不得利用格式条款并借助技术手段强制交易。

六、争议解决途径

消费者和经营者发生消费者权益争议的,可以通过下列途径解决:

(1)与经营者协商和解;

(2)请求消费者协会或者依法成立的其他调解组织调解;

(3)向有关行政部门投诉;

(4)根据与经营者达成的仲裁协议提请仲裁机构仲裁;

(5)向人民法院提起诉讼。

📖 **相关链接**

患者家属须签护理合同　应索要发票或收据

目前很多大医院里的护工已不再是个人行为,多是由劳务公司或家政公司委派的。

虽然家属一般不与护工或其公司签订合同,但是应该向劳务公司或家政公司索要发票。

法律界人士提醒,患者家属应与公司签订合同,即使不签合同,护工所在公司的发票或收据一定要留下,一旦发生纠纷,发票或收据可能是维权唯一的证据。根据《消法》,患者家属索要发票等相关单据的,作为护工所在公司必须出具。

第五节　传染病防治的法律规定

为了加强传染病的管理,2004 年 8 月 28 日第十届全国人民代表大会常务委员会第十一次会议修订通过了《中华人民共和国传染病防治法》(以下简称《传染病防治法》),自 2004 年 12 月 1 日起施行。

一、法定传染病的分类

结合我国实际情况,《传染病防治法》将全国发病率较高、流行面较大、危害严重的 39 种急性和慢性传染病列为法定管理传染病,并分为甲、乙、丙类,实行分类管理。

(1)甲类传染病。甲类传染病是指鼠疫、霍乱。对此类传染病发生后,报告疫情的时限,对患者和病源携带者的隔离、防治方式以及疫情、疫区的处理,均强制执行。

(2)乙类传染病。乙类传染病是指传染性非典型肺炎、艾滋病、病毒性肝炎、脊髓灰质炎、人感染高致病性禽流感、甲型 H1N1 流感、麻疹、流行性出血热、狂犬病、流行性乙型脑炎、登革热、炭疽、细菌性和阿米巴性痢疾、肺结核、伤寒和副伤寒、流行性脑脊髓膜炎、百日咳、白喉、新生儿破伤风、猩红热、布鲁氏菌病、淋病、梅毒、钩端螺旋体病、血吸虫病、疟疾。对此类传染病,要严格按照有关规定和防治方案,进行预防和控制。对此类传染病中传染性非典型肺炎、炭疽中的肺炭疽和人感染高致病性禽流感,采取甲类传染病的预防、控制措施。

(3)丙类传染病。丙类传染病是指流行性感冒、流行性腮腺炎、风疹、急性出血性结膜炎、麻风病、流行性和地方性斑疹伤寒、黑热病、包虫病、丝虫病、除霍乱、细菌性和阿米巴性痢疾、伤寒和副伤寒以外的感染性腹泻病、手足口病。此类传染病为监测管理传染病,应按国务院卫生行政部门规定的监测管理方法进行管理。

二、传染病预防管理的主要制度

(一)计划免疫预防接种制度

计划免疫是根据疫情监测和人群免疫状况分析,按照规定的免疫程序,有计划地利用生物制品进行人群预防接种,以提高人群的免疫水平,达到控制直至消灭相应传染病的目的。预防接种对象是居住在我国境内的任何人,不分民族、信仰、性别和居住地区。国家免疫规划项目的预防接种实行免费。

(二)消毒管理制度

消毒管理是指对传染病病原体所污染的环境、物品、空气、水源和可能被污染的物品、场所等,有关单位和个人必须在卫生防疫部门的指导监督下,同时、全面、彻底地进行消毒处理。拒绝执行的,当地政府可以采取强制措施。医疗机构必须严格执行消毒隔离制度和操作规程,防止医院内感染和医源性感染。其他消毒管理依照1992年8月卫生部颁发的《消毒管理办法》执行。

(三)健康检查制度

从事饮水、饮食、整容、体育等易使传染病扩散工作的从业人员,必须按照国家有关规定取得健康合格证后方可上岗,每年必须接受至少一次的健康检查。传染病患者、病源携带者和可疑传染患者在治愈或者排除传染病嫌疑前,不得从事饮用水的生产、管理、供应等工作;饮食服务行业的经营、服务等工作;托幼机构的体育、教育等工作;食品行业的生产、加工、销售、运输及保管等工作;美容、整容等工作;其他与人群接触密切的工作。

(四)传染病预警制度

国务院卫生行政部门和省、自治区、直辖市人民政府根据传染病发生、流行趋势的预测,及时发出传染病预警,根据情况予以公布。县级以上地方人民政府应当制定传染病预防、控制预案,报上一级人民政府备案。

三、传染病疫情的报告和公布

(一)传染病疫情的报告

任何单位和个人发现传染病患者或者疑似传染患者时,应当及时向附近的疾病预防控制机构或者医疗机构报告;各级各类医疗机构、疾病预防控制机构、采供血机构均为责任报告单位;其执行职务的人员和乡村医生、个体开业医生均为责任疫情报告人。

(二)传染病疫情的公布

国务院卫生行政部门定期公布全国传染病疫情信息。省、自治区、直辖市人民政府卫生行政部门定期公布本行政区域的传染病疫情信息。传染病暴发、流行时,国务院卫生行政部门负责向社会公布传染病疫情信息,并可以授权省、自治区、直辖市人民政府卫生行政部门向社会公布本行政区域的传染病疫情信息。公布传染病疫情信息应当及时、准确。任何人不得随意散布或是制造疫情信息。

四、传染病疫情控制

传染病控制是指传染病发生或暴发、流行时,政府和有关部门为了阻止传染病的扩散和蔓延而采取的必要措施。

(一)一般控制措施

一般控制措施指针对传染病流行的三个环节(传染源、传播途径、易感人群)所采取的以针对其中一个环节为主或同时控制几个环节的综合措施,包括隔离治疗传染源、切断传播途径、保护易感人群。

(二)临时紧急措施

临时紧急措施指传染病暴发、流行时,县级以上地方人民政府应当立即组织力量,

按照预防、控制预案进行防治,切断传染病的传播途径,必要时,报经上一级人民政府决定,可以采取下列紧急措施并予以公告:

(1)限制或者停止集市、影剧院演出或者其他人群聚集的活动;

(2)停工、停业、停课;

(3)封闭或者封存被传染病病原体污染的公共饮用水源、食品以及相关物品;

(4)控制或者扑杀染疫野生动物、家畜家禽;

(5)封闭可能造成传染病扩散的场所。

上级人民政府接到下级人民政府关于采取紧急措施的报告时,应当即时做出决定。

(三)疫区封锁

疫区指传染病在人群中暴发或者流行,其病原体向周围传播时可能波及的地区。疫区封锁就是限制疫区与非疫区之间的各种形式的交往。实行疫区封锁的基本条件必须是在甲类传染病暴发、流行的地区。在疫区内可采取前述紧急措施,并可对出入疫区的人员、物资和交通工具实施卫生检疫。

(四)尸体处理

患甲类传染病、炭疽死亡的,应当将尸体立即进行卫生处理,就近火化。患其他传染病死亡的,必要时,应当将尸体进行卫生处理后火化或者按照规定深埋。

为了查找传染病病因,医疗机构在必要时可以按照国务院卫生行政部门的规定,对传染病患者尸体或者疑似传染病患者尸体进行解剖查验,并应当告知死者家属。

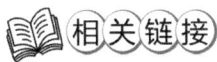

📖 **相关链接**

什么是传染病

传染病是指由病原性细菌、病毒、立克次氏体和原虫等引起的,能在人与人、动物与动物或人与动物之间相互传播的一类疾病。这类疾病具有传染性、流行性和反复性等特点。

传染病的传播和流行必须具备三个环节,即传染源(能排出病原体的人或动物)、传播途径(病原体传染他人的途径)及易感者(对该种传染病无免疫力者)。若能完全切断其中的一个环节,即可防止该种传染病的发生和流行。

第六节　医疗服务与管理的法律规定

病患陪护员是对患病的人进行生活照料、照护的服务人员,其工作场所常常涉及医疗机构,因此应该对医疗服务与管理的相关法律规定有所了解,具体包括了《医疗机构管理条例》《执业医师法》《护士条例》《医疗事故处理条例》以及《侵权责任法》等。

一、相关概念

（1）医疗机构的概念。医疗机构是以救死扶伤、防病治病、为人民的健康服务为宗旨，依法定程序设立的从事疾病诊断、治疗活动的卫生机构的总称。

（2）执业医师的概念。执业医师是指依法取得执业医师资格或者执业助理医师资格，经注册在医疗、预防或者保健机构（包括计划生育技术服务机构）中执业的专业医务人员。

（3）护士的概念。法律意义上的执业护士，是指经执业注册取得护士执业证书，依法从事照护活动，履行保护生命、减轻痛苦、增进健康职责的卫生技术人员。

二、与病患陪护员工作相关的执业要求

（1）病患陪护员应遵守医疗机构的管理规定，不得从事医疗卫生技术工作，只能在护士的指导下从事生活照护工作。

（2）病患陪护员应具备良好的职业道德，全心全意为患者提供服务，不得利用职务之便，索取、非法收受患者财物或者牟取其他不正当利益；并按照职业标准严格规范执业行为。

（3）病患陪护员应遵守医疗机构的无菌消毒、隔离制度，采取科学有效的措施处理污水和废弃物，预防和减少医院感染。

（4）病患陪护员应在医护人员的指导下帮助患者正确服用药物，不得独自向患者推荐和指导用药。

（5）病患陪护员应尊重患者或者其家属的知情同意权，在执业中得悉就医者的隐私，不得泄露，但法律另有规定的除外。

（6）病患陪护员发现医疗事故或者发现传染病疫情时，应当按照《医疗事故处理条例》和《传染病防治法》的有关规定，及时向所在机构或者卫生行政部门报告；发现患者涉嫌伤害事件或者非正常死亡时，应当按照规定，及时向有关部门报告。

三、患者的权利和义务

（一）患者的权利

患者的权利就是作为患者角色所享有的权力和利益，是患者从社会及医护人员那里获得某种服务的资格。熟悉患者的权利，对安全从事照护工作具有重要意义。具体包括以下几个方面：

（1）获得临床生活照护权。生命健康权是最基本的人权，服务对象患病时应得到合理的临床生活照护。因此，对于以照顾患者为职业的病患陪护员而言，也应对所有患者一视同仁，在照护工作中不歧视患者。

（2）知情同意权。患者在接受照护的时候，既有权获得病情资料及临床生活照护措施，也有权提出意见；既有权做出接受照护的决定，也有权做出拒绝照护的决定。病患陪护员在告知患者相关照护信息的时候，既要实事求是，也要充分考虑到患者的病情

和心理承受能力,要尊重患者所作出的同意或拒绝生活照护方案的选择。

(3)个人隐私权。由于照护的需要,病患陪护员会获知患者一些个人隐私,对于患者这些不愿意让他人了解的关于自身的信息,患者有权让病患陪护员为其保密。

(4)监督照护权。为了使自己能得到合理的照护,患者可以对照护活动进行监督评价。一旦患者发现自己的照护受到侵害或自身权利受到损害,就有权向医疗机构和施加损害的病患陪护员提出批评意见。

(5)要求赔偿权。因为病患陪护员违反相关法律、法规、规章以及病患照护的常规、规范,造成患者人身损害的,患者及其家属有权提出经济赔偿的要求,并追究相应法律责任。

(二)患者的义务

患者的义务是患者在享受照护服务的同时还应该尽到的自己的责任。对于病患陪护员而言,督促患者尽自己的义务是合理的,但若将患者未尽义务作为病患陪护员不保证患者权利实现的理由则是不合理的。具体义务有如下几个方面:

(1)积极配合照护治疗的义务。维护生命健康既是患者的权利,也是患者的义务,因为疾病也和人的生活习惯等存在密切关系,所以个人平时要注意保持健康,患病后要积极配合病患陪护员的治疗照护工作,如实讲述病情,正确回答病患陪护员的询问,按照要求完成照护工作,以尽快恢复健康。

(2)按时交纳照护费用的义务。对于患者的服务存在成本消耗和服务消耗,按照规定,患者应承担用于自身的照护费用。

四、病患照护纠纷的处理

由于从事医疗活动的人员有严格的资质要求,病患陪护员是不能从事医疗性质的照护工作的,因此,此类纠纷一般不可能成为医疗事故,其处理并不适用《医疗事故处理条例》。病患照护纠纷的主体包括病患陪护员和患者,其类型包括了服务质量(主要是服务不满意)引发的纠纷、服务缺陷造成人身或财产损害引发的纠纷等。该类纠纷的处理主要适用《民法通则》《消法》以及《侵权责任法》等。

(一)处理途径

处理途径包括与病患陪护员(或其所属经营企业)协商和解、请求消费者协会或者依法成立的其他调解组织调解、向有关行政部门投诉、根据与经营者达成的仲裁协议提请仲裁机构仲裁和向人民法院提起诉讼等。如果涉及犯罪的,将由公安机关予以处理。

(二)责任承担方式

承担侵权责任的方式主要有:停止侵害、排除妨碍、消除危险、返还财产、恢复原状、赔偿损失、赔礼道歉、消除影响和恢复名誉。以上承担侵权责任的方式,可以单独适用,也可以合并适用。一般说来,该责任首先应由病患陪护员其所属经营企业承担,经营企业根据内部管理规定对病患陪护员予以处理。如果涉及刑事犯罪行为,涉案病患陪护员将被追究刑事责任。

（三）赔偿内容

侵害他人造成人身损害的,应当赔偿医疗费、照护费、交通费等为治疗和康复支出的合理费用,以及因误工减少的收入。造成残疾的,还应当赔偿残疾生活辅助具费和残疾赔偿金。造成死亡的,还应当赔偿丧葬费和死亡赔偿金。

侵害他人财产的,财产损失按照损失发生时的市场价格或者其他方式计算。

侵害他人人身权益,造成他人严重精神损害的,被侵权人可以请求精神损害赔偿。

（四）赔偿支付

损害发生后,当事人可以协商赔偿费用的支付方式。协商不一致的,赔偿费用应当一次性支付;一次性支付确有困难的,可以分期支付,但应当提供相应的担保。

（五）免责条款

（1）因正当防卫造成损害的,不承担责任。正当防卫超过必要的限度,造成不应有的损害的,正当防卫人应当承担适当的责任。

（2）因紧急避险造成损害的,由引起险情发生的人承担责任。如果危险是由自然原因引起的,紧急避险人不承担责任或者给予适当补偿。紧急避险采取措施不当或者超过必要的限度,造成不应有的损害的,紧急避险人应当承担适当的责任。

（3）因不可抗力造成他人损害的,不承担责任。法律另有规定的,依照其规定。

（4）损害是因受害人故意造成的,行为人不承担责任。

（5）损害是因第三人造成的,第三人应当承担侵权责任。

（六）减轻责任的情形

被侵权人对损害的发生也有过错的,可以减轻侵权人的责任。

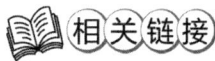

📖 相关链接

医疗事故的概念

医疗事故是指医疗机构及其医务人员在医疗活动中,违反医疗卫生管理法律、行政法规、部门规章和诊疗护理规范、常规,过失造成患者人身损害的事故。它的法律内涵包括了:

（1）医疗事故是在医疗活动过程中发生的;

（2）医疗事故是违法违规的过失;

（3）医疗事故是由医疗机构及其医务人员直接造成的;

（4）医疗事故给病员造成了人身损害的严重后果;

（5）违法违规的医疗行为和患者人身损害后果之间存在直接必然的因果关系。

由于病患护理员并不属于医务人员,只能从事生活照护的工作,其有过错的照护行为造成的人身损害一般不会构成医疗事故,但仍可能对此承担相应的违约责任或侵权责任。

课后小结

通过本章内容的学习，使学员正确认识自身民事权利，在工作中依法行使民事行为，承担民事责任；与用人单位之间要有保护自身劳动合法权益的意识，正确履行劳动合同，实现劳动保护；正确依法保护残疾人、消费者合法权益；在对患者进行照护工作的过程中，要遵守传染病防治的法律规定，遵守医疗服务与管理的相关规定。

本章思考题

1. 病患陪护员和患者发生服务争议的，可以通过哪些途径解决？
2. 病患陪护员在工作中如何切实有效保护患者的权利？

（朱晓卓 汪明 米岚）

第二部分
专业知识

第四章　正常人体解剖、生理基本知识

1. 能说出人体主要器官名称及作用。

2. 学会分辨人体主要器官、指出器官位置,判断心率、血压和尿量等是否正常。

3. 能应用解剖生理知识解释一些医学现象,如应用血压知识分析正常血压维持的重要性、应用静脉回流知识分析体位改变对长期卧床患者的影响等。

第一节　正常人体解剖结构

一、解剖学姿势

为了正确地描述人体各结构、各器官的形态、位置及其相互关系,统一规定了标准姿势(解剖学姿势):身体直立,两眼向正前方平视,上肢下垂于躯干的两侧,手掌向前,两足并拢,足尖向前。

二、人体的面

人体可设下列三个面(见图4-1-1):

(1)矢状面。将人体纵切为左右两部的面为矢状面。通过正中线的矢状面为正中矢状面。

(2)冠状面。将人体纵切为前后两部的面为冠状面,又称额状面。

(3)水平面。与矢状面和冠状面都互相垂直的面,将人体分为上下两部,该面称为水平面,又称横断面。

器官的切面以器官本身的长轴为准,与器官长轴平行的切面称纵切面,与长轴垂直的切面称横切面。

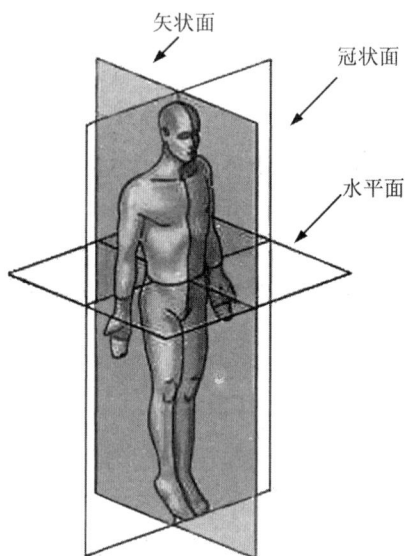

图 4-1-1　人体的面

三、人体系统

(一) 运动系统

运动系统由骨、骨连结和骨骼肌三部分组成,其重量约占成人体重的 60%。全身各骨借助骨连结构成的人体的支架,称骨骼(见图 4-1-2)。骨骼能支持体重,保护内

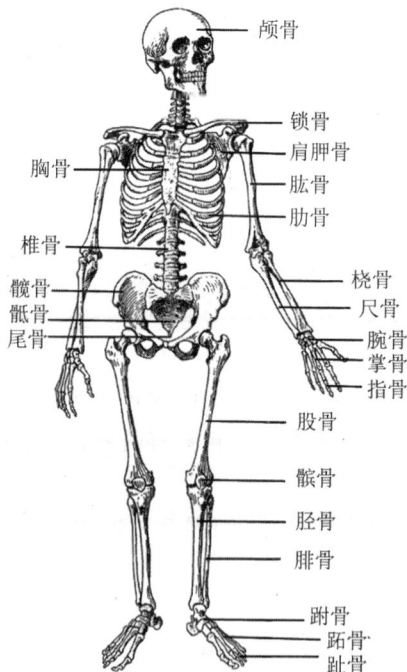

图 4-1-2　人体的骨骼(前面)

脏。骨骼肌附着于骨,产生运动。运动系统具有支持人体、保护体内器官和运动等功能。运动中,骨起杠杆作用,关节是运动的枢纽,骨骼肌则是动力器官。

1. 骨与骨连结

(1)骨。骨是一种器官,具有一定形态和结构,主要由骨组织构成,外被骨膜,内容骨髓,不断进行新陈代谢和生长发育,并具有修复、再生和改建自身结构的能力。成人有 206 块骨,可分为躯干骨、颅骨和附肢骨三部分。骨由骨质、骨膜和骨髓等构成。

骨的化学成分主要由无机质、有机质组成。有机质使骨具有韧性和弹性;无机质使骨坚硬。老年人的骨,无机质的比例增高,骨质出现多孔性,脆性较大,易骨折。

(2)骨连结。骨与骨之间借助连结装置相连,称骨连结或关节,其形式可分为直接连结和间接连结两类。间接连结又称滑膜关节,常简称关节。滑膜关节具有关节面、关节囊和关节腔三个基本结构。滑膜关节的运动包括:屈和伸、收和展、旋转、环转。

2. 躯干骨及其连结

躯干骨共 51 块,分别参与构成脊柱和骨性胸廓。骶骨和尾骨还参与骨盆的构成。

(1)脊柱。脊柱位于躯干后壁的正中,构成人体的中轴,具有支持体重、运动和保护内脏器官等作用。

(2)胸廓。胸廓主要参与呼吸运动,此外还具有支持和保护胸、腹腔脏器的作用。

3. 颅骨及其连结

颅骨为扁骨和不规则骨,由骨连结连成颅。颅位于脊柱的上方,可分位于后上部的脑颅和前下部的面颅。颅的侧面上方有大而浅的窝,中部骨质薄弱,称翼点,中医称太阳穴。

新生儿颅骨尚未完全骨化,颅顶各骨之间存在结缔组织膜,称颅囟。位于冠状缝与矢状缝之间的菱形结缔组织膜称前囟,面积最大,1～2 岁时闭合。

4. 附肢骨及其连结

上肢骨形体纤细轻巧,关节灵活;下肢的功能主要是支持和移动身体,因而下肢骨粗大坚实,关节稳固。上肢主要有肩关节、肘关节、腕关节。下肢主要有髋关节、膝关节、踝关节。

5. 骨骼肌

骨骼肌(见图 4 - 1 - 3)在人体内广泛分布,共有 600 多块,约占成人体重的 40%,可以根据人的意志收缩、舒张。

(二) 脉管系统

脉管系统是一系列密闭而连续的管道系统,包括心血管系统和淋巴系统两部分。脉管系统的主要功能是把氧气、营养物质及激素等物质运送到全身各器官、组织及细胞,同时将各细胞、组织和器官的代谢产物运送到肺、肾、皮肤等排泄器官排出体外。所以,脉管系统在生命活动中起到十分重要的作用。

1. 心血管系统

心血管系统包括心和血管(动脉、毛细血管和静脉)。

心是中空肌性的动力器官,具有节律地收缩和舒张的作用,推动血液在心血管内不停地循环流动。

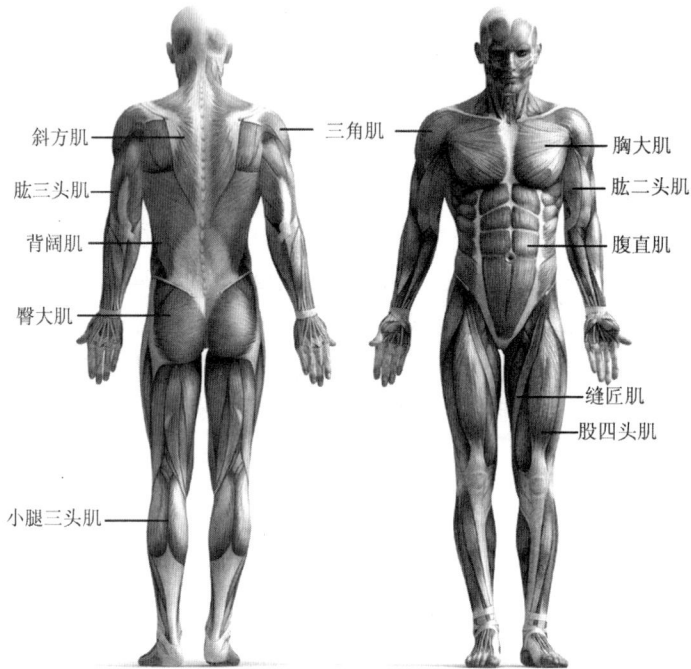

斜方肌
三角肌
胸大肌
肱三头肌
肱二头肌
背阔肌
腹直肌
臀大肌
缝匠肌
股四头肌
小腿三头肌

图 4-1-3　骨骼肌

动脉是将血液从心运输到全身各部毛细血管中去的血管。动脉从心脏发出,可分为大动脉、中动脉、小动脉和微动脉,其管径也逐渐变细,最后移行为毛细血管。

毛细血管是极为微细的血管,是血液与组织之间进行物质交换的场所。

静脉是将毛细血管内的血液运回心的血管。静脉起于毛细血管,管径由小变粗,逐渐合成小静脉、中静脉和大静脉,最后汇入心。

血液从心室泵出,经动脉、毛细血管、静脉,最后返回心房,这样周而复始的循环流动称为血液循环(见图 4-1-4)。

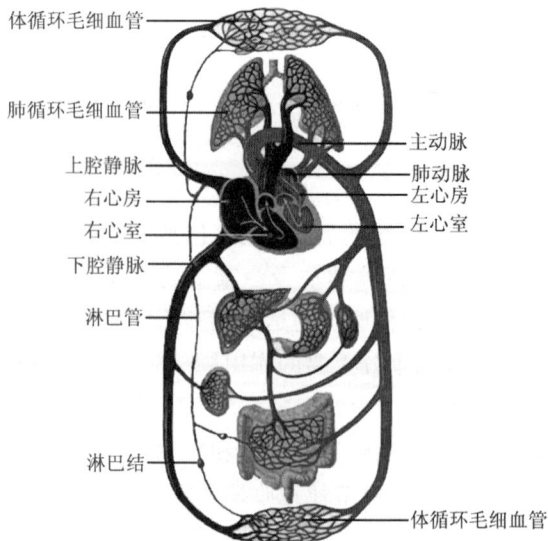

体循环毛细血管
肺循环毛细血管
上腔静脉
主动脉
右心房
肺动脉
右心室
左心房
下腔静脉
左心室
淋巴管
淋巴结
体循环毛细血管

图 4-1-4　血液循环

2. 淋巴系统

淋巴系统包括淋巴管道、淋巴器官和淋巴组织,是静脉系的辅助部分。

淋巴器官包括淋巴结、脾、胸腺、腭扁桃体、舌扁桃体和咽扁桃体等。

（三）消化系统

消化系统由消化道和消化腺组成(见图4-1-5)。消化系统的基本功能是摄取食物并进行物理和化学性消化,吸收营养物质和形成粪便排出体外。

消化道是一条从口腔到肛门的管道,其各部的功能不同,形态各异,可分为口腔、咽、食管、胃、小肠(十二指肠、空肠、回肠)和大肠(盲肠、阑尾、结肠、直肠、肛管)等。临床上通常把口腔到十二指肠的这部分管道称为上消化道;空肠以下的部分称为下消化道。

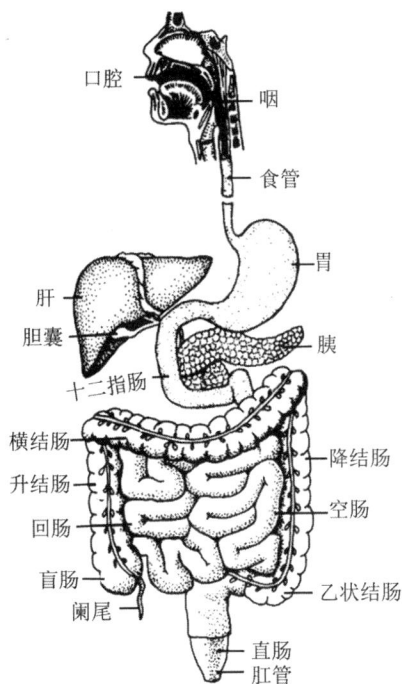

图4-1-5　消化系统

消化腺有两种:①大消化腺,包括大唾液腺、肝和胰;②小消化腺,是指消化管壁内的许多小腺体,如颊腺、胃腺和肠腺等。

（四）呼吸系统

呼吸系统由呼吸道和肺组成,主要功能是进行气体交换,即从外界吸入氧气,呼出二氧化碳。此外,鼻还是嗅觉的器官,喉具有发音的功能。

呼吸道是传送气体的通道,包括鼻、咽、喉、气管和各级支气管(见图4-1-6),临床上常将鼻、咽、喉称为上呼吸道,将气管、主支气管及肺内的各级支气管称为下呼吸道。肺由肺实质(支气管树和肺泡)及肺间质(血管、神经、淋巴管和结缔组织)组成。

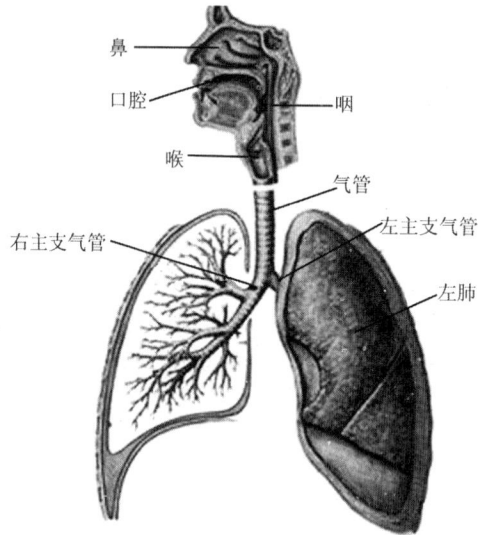

图 4-1-6 呼吸系统

（五）泌尿系统

泌尿系统由肾、输尿管、膀胱和尿道组成（见图 4-1-7）。其主要功能是排出机体新陈代谢产生的废物（如尿素、尿酸、肌酐）和多余的无机盐、水等，以保持机体内环境的平衡和稳定。肾产生尿液，由输尿管输送到膀胱暂时贮存，当尿液达到一定量后，经尿道排出体外。此外，肾还有内分泌功能，能产生肾素等。

（六）生殖系统

生殖系统的功能是繁殖后代和形成并保持第二性征。男性生殖系统和女性生殖系统都包括内生殖器和外生殖器两部分（见表4-1-1）。内生殖器多位于盆腔内，包括生殖腺、输送管道和附属腺；外生殖器显露于体表，主要为两性的交接器官。

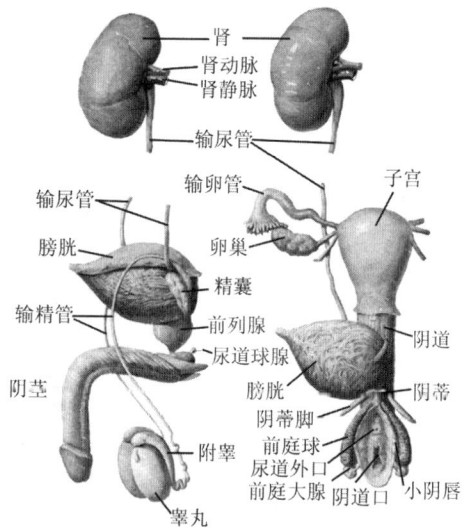

图 4-1-7 泌尿系统

表 4-1-1　生殖系统的组成

		男性生殖系统	女性生殖系统
内生殖器	生殖腺	睾丸	卵巢
	输送管道	附睾、输精管、射精管、尿道	输卵管、子宫、阴道
	附属腺	精囊、前列腺、尿道球腺	前庭大腺
外生殖器		阴囊、阴茎	女阴

1. 男性生殖系统

男性生殖系统包括内生殖器和外生殖器。内生殖器由生殖腺（睾丸）、输送管道（附睾、输精管、射精管、尿道）和附属腺（精囊、前列腺、尿道球腺）组成（见图4-1-8）。外生殖器包括阴囊和阴茎。

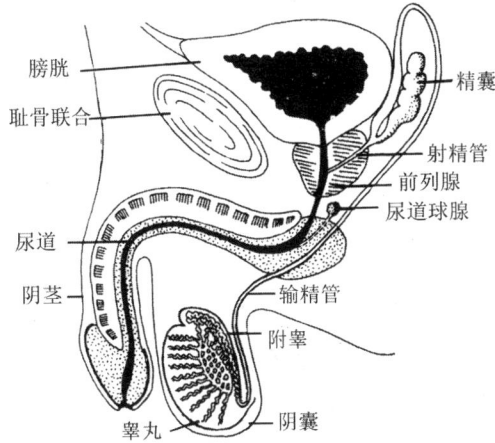

图 4-1-8　男性生殖系统

2. 女性生殖系统

女性生殖系统包括内生殖器和外生殖器。内生殖器位于盆腔内，由生殖腺（卵巢）、输送管道（输卵管、子宫、阴道）和附属腺（前庭大腺）组成（见图4-1-9）。外生殖器即女阴。

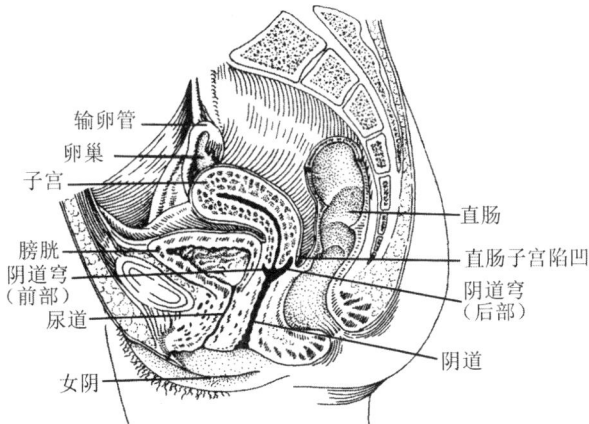

图 4-1-9　女性生殖系统

（七）感觉器官

由特殊感受器及其附属结构组成，专门感受特定刺激的器官称为感觉器官。感觉器官的种类很多，眼和耳是专门感受特定刺激的器官，除包含感受器外，还有更复杂的附属结构。

1. 视器

视器又称眼，是感受可见光刺激的视觉器官，包括眼球（见图4-1-10）和眼副器两部分。

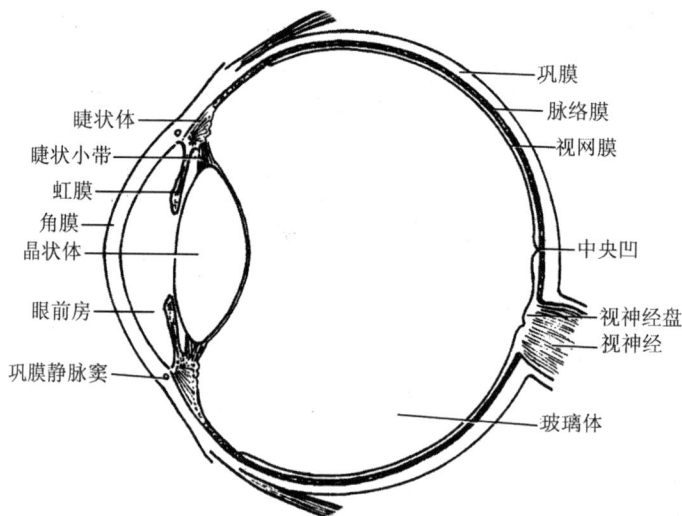

图 4-1-10 眼球的结构

2. 前庭蜗器

前庭蜗器又称耳,可感受声波和头部位置变化的刺激,分为外耳、中耳(鼓室、咽鼓管等)、内耳三部分(见图 4-1-11)。

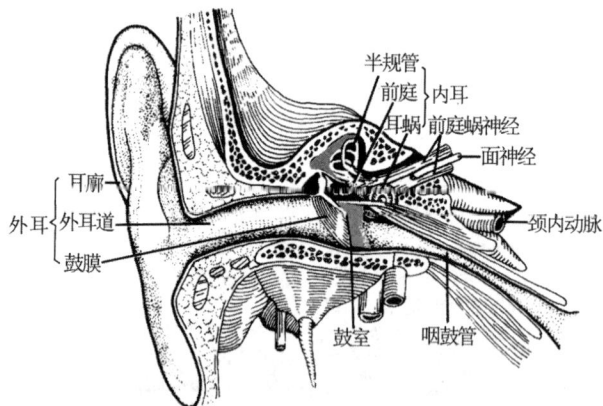

图 4-1-11 前庭蜗器(右耳)

(八) 神经系统

1. 概述

神经系统由脑和脊髓及与之相连的脑神经、脊神经等组成。神经系统一方面通过直接或间接地调节体内各器官、组织和细胞的活动,使之成为统一的整体;另一方面使人体适应内、外环境的变化,因此,神经系统在人体中起主导作用。

(1) 分类。神经系统分为中枢神经系统和周围神经系统。中枢神经系统包括脑和脊髓,分别位于颅腔和椎管内。周围神经系统包括与脑相连的脑神经和与脊髓相连的脊神经;根据分布部位不同,又可分为躯体神经和内脏神经。

(2)活动方式。神经系统的最基本的活动方式是反射。

2.中枢神经系统

(1)脊髓。脊髓位于椎管内,上端在枕骨大孔处与延髓相连处;下端在成人平对约第1腰椎体下缘处(新生儿平对第3腰椎处)。脊髓有传导和反射两个功能。

(2)脑。脑位于颅腔内,可分端脑、间脑、中脑、脑桥、延髓和小脑六部分(见图4-1-12)。脑干自下而上由延髓、脑桥和中脑三部分组成。

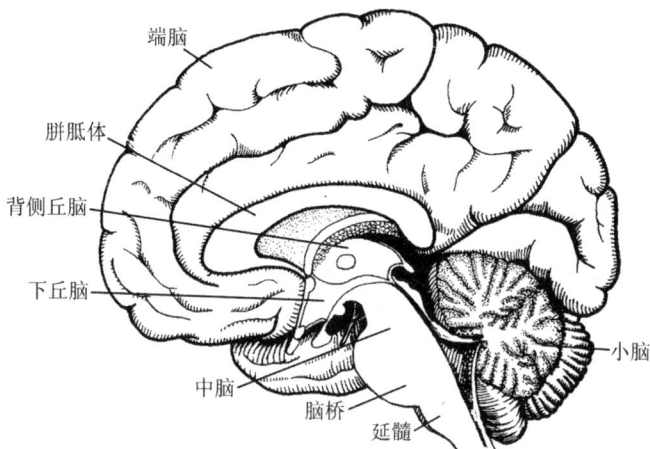

图 4-1-12 脑的正中矢状切面

3.周围神经系统

(1)脊神经。胸神经前支保持节段性走行和分布,其余脊神经前支则交织形成神经丛,即颈丛、臂丛、腰丛和骶丛,再由各神经丛发出分支分布。

(2)脑神经。脑神经是与脑相连的周围神经,共12对。

4.内脏神经

内脏神经主要分布于内脏、心血管和腺体,可分为内脏运动神经和内脏感觉神经两部分。内脏运动神经对内脏、心血管和腺体功能起调节和控制作用。内脏感觉神经则分布在内脏、心血管等处的内感受器,把所感受到的刺激传递到各级中枢,直至大脑。

5.脑和脊髓的被膜、血管及脑脊液循环

(1)脑和脊髓的被膜。脑和脊髓的被膜,由外向内分为硬膜、蛛网膜和软膜三层,对脑和脊髓起保护、支持和营养等功能。

(2)脑和脊髓的血管。脑的动脉主要来源于颈内动脉和椎动脉。

(3)脑脊液。脑脊液是充满脑室和蛛网膜下隙的无色透明液体,对中枢神经系统有运输、缓冲、保护等作用。

(九)内分泌系统

内分泌系统由全身各部的内分泌腺(见图4-1-13)、内分泌组织和内分泌细胞构成。内分泌腺在结构上是独立的器官,主要包括垂体、甲状腺、甲状旁腺、肾上腺等;内分泌组织是指分散在其他组织器官内的内分泌细胞团,如胰腺内的胰岛、睾丸内的间质细胞、卵巢内的卵泡和黄体等。此外,还有分散在胃肠道、前列腺、胎盘、心、肝、肺、肾、脑等器官内的内分泌细胞。

内分泌腺的分泌物称为激素,激素通过毛细血管或毛细淋巴管进入血液或淋巴,作用于其他部位的器官、组织或细胞。对某种激素产生特定效应的器官、组织和细胞,称为该激素的靶器官、靶组织和靶细胞。

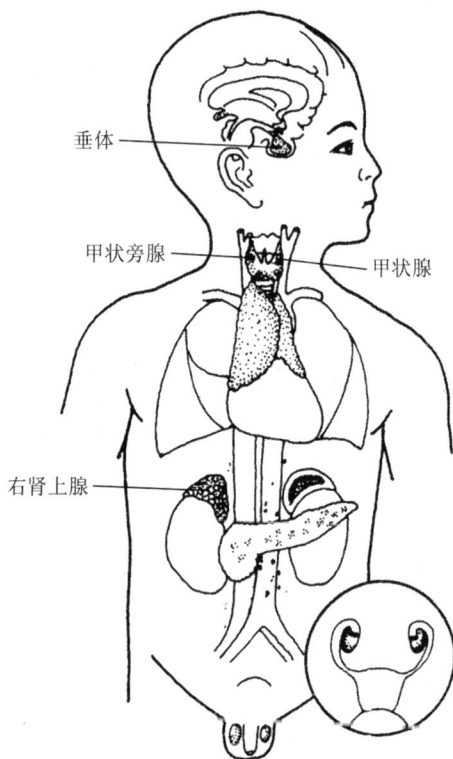

图 4-1-13 内分泌腺

相关链接

人体的组成

正常人体结构和功能的基本单位是细胞。细胞的形态和功能多种多样,许多形态相似、功能相近的细胞与细胞间质结合在一起,构成组织。人体组织有四大类:上皮组织、结缔组织、肌肉组织和神经组织。几种不同的组织构成的具有一定形态,并能完成一定功能的结构,称为器官,如脑、心、肝、肺和肠等。许多功能相关的器官共同完成一系列有规律的功能单位,称为系统,如运动系统、消化系统等。人体的各器官、系统在神经和内分泌系统的调节下,相互联系、紧密配合,使人体成为一个有机的统一体。

第二节　正常人体的生理特点

人体的各个系统器官各司其职、协调配合，发挥着各种功能，如食物的消化吸收、气体的吸入和排出、血液的循环、代谢产物的排泄等。这些活动是如何发生的？有怎样的具体过程？这些活动又受什么因素影响？本节将逐一进行介绍。

一、血液

血液充满于心血管系统中，在心脏的推动下不断地循环流动，实现运输营养物质、维持稳态、保护机体等功能。因此，血量、血液成分或性质的相对稳定，是生命正常活动的基本条件。临床上检测血液成分的变化有助于某些疾病的诊断。

(一) 概述

正常人的总血量占体重的 7％～8％，一个体重为 60kg 的成人，其血量为 4.2～4.8L。失血是引起血量减少的主要原因。快速失血对机体危害较大，缓慢失血危害较小。若一次失血不超过血量的 10％，一般不会影响健康，如无偿献血。若一次失血达血量的 20％，则可产生失血性休克。一个健康成年人，倘若一次失血超过血量的 30％，则会危及生命。

(二) 血液的基本组成

血液由血细胞和血浆组成。血浆占全血量的 45％～50％，血细胞分为红细胞、白细胞和血小板。

1. 血浆

血浆是血液的液体部分，是含多种溶质的复杂的水溶液，其中水占 90％～91％，溶质占 9％～10％。溶质中主要是血浆蛋白，血浆蛋白又分为白蛋白、球蛋白和纤维蛋白原三类。白蛋白是血浆中含量最多的蛋白质，具有营养储备、物质运输、调节水平衡和酸碱平衡等功能；球蛋白具有免疫功能，起到抵御细菌、病毒等病原微生物的作用；纤维蛋白原的作用是参与血液凝固。

2. 红细胞

(1) 红细胞的功能。红细胞的主要功能是运输氧气(O_2)和二氧化碳(CO_2)。正常成年男性红细胞的数量为 $(4.0～5.5)×10^{12}/L$，女性为 $(3.5～5.0)×10^{12}/L$。红细胞运输气体的功能主要由血红蛋白来完成，成年男性的正常值为 120～160g/L，成年女性为110～150g/L。若红细胞数或血红蛋白值低于正常值即为贫血，严重贫血者由于红细胞与血红蛋白显著减少，易引起缺氧。

(2) 红细胞的生成与破坏。

①生成部位。人出生以后，红骨髓是造血的主要场所。若骨髓造血功能受物理(如X 射线、放射性同位素等)或化学(如苯、有机砷、抗肿瘤药、氯霉素等)因素影响而抑制，将使红细胞生成减少，引起再生障碍性贫血。

②生成原料。红细胞合成血红蛋白所需的原料主要是铁和蛋白质。成人每天需 20～30mg 铁用于血红蛋白合成,其中 95％来自体内铁的再利用,其余部分由食物供给。若食物中长期缺铁或长期慢性失血,可导致体内缺铁,使血红蛋白合成减少,引起缺铁性贫血。

③成熟因子。维生素 B_{12} 和叶酸是促进红细胞成熟的因子,如人体缺乏这两种因子,红细胞无法发育成熟而发挥功能,可导致巨幼红细胞性贫血,其特征是红细胞大而幼稚。

④红细胞的破坏。红细胞的平均寿命约为 120 天。90％衰老或受损的红细胞在肝、脾和骨髓中被破坏。当脾肿大、脾功能亢进时,破坏红细胞的作用增强,可导致脾性贫血。

（3）ABO 血型。根据红细胞膜上的抗原种类,血型可分为 A 型、B 型、AB 型和 O 型四种。红细胞膜上只有 A 抗原的为 A 型;只有 B 抗原的为 B 型;A 抗原、B 抗原均有的为 AB 型;A 抗原、B 抗原均无的为 O 型。人类血浆中含有相应的抗体(见表 4－2－1),红细胞抗原可与相应的抗体结合,引起红细胞溶解,进而发生溶血。因此,输血时必须首先确保供血者与受血者的 ABO 血型相合。

表 4－2－1　ABO 血型系统中的抗原和抗体

血型	红细胞膜抗原	血浆中抗体
A	A 抗原	抗 B 抗体
B	B 抗原	抗 A 抗体
AB	A 抗原、B 抗原	无
O	无抗原	抗 A 抗体、抗 B 抗体

3. 白细胞

正常成人白细胞总数为 $(4.0～10.0)×10^9/L$,其中中性粒细胞占 50％～70％,淋巴细胞占 20％～30％。中性粒细胞具有吞噬、杀死细菌的作用,当发生急性化脓性炎症时,其数量常明显增加。淋巴细胞是人体最主要的免疫细胞,具有杀灭细菌、抗病毒、抗肿瘤、抗毒素以及排斥异体细胞等作用。

4. 血小板

正常成人血小板的数量为 $(100～300)×10^9/L$。血小板具有维护血管壁完整的功能,在生理性止血和血液凝固中起重要作用。当血小板数量减少至 $50×10^9/L$ 以下时,血管完整性常受破坏,微小创伤或血压升高便可使皮肤、黏膜下出现瘀点,甚至出现大片紫癜或瘀斑。

二、血液循环

血液在循环系统中按一定顺序周而复始流动的现象,称为血液循环。血液循环的目的是向组织细胞运送来自肺的氧气和来自胃、肠道的营养物质,同时将组织细胞产生的各种代谢产物运送至肺、肾等器官排出体外。

（一）心脏的功能

心脏是推动血液循环流动的动力部分，其作用如同水泵，主要功能是泵血。

1. 心率与心动周期

（1）心率。每分钟的心跳次数称为心跳频率，简称心率。健康成人安静时的心率为 60～100 次/分钟，平均约 75 次/分钟。心率因年龄、性别和生理状态的不同而不同。新生儿的心率可达 130 次/分钟，以后逐渐减慢，至青春期接近成年人；成年女性的心率略快于男性；经常进行体育活动者心率较慢。同一个人，处于运动或激动、紧张时心率较快，安静或睡眠时心率较慢。

（2）心动周期。心脏每收缩和舒张一次所构成的活动周期，称为心动周期。一个心动周期中，舒张时间长于收缩时间，保证心脏有足够的充盈和休息时间。如果心率增快，心动周期就会缩短，收缩期和舒张期均相应缩短，尤其是舒张期缩短地更明显。因此，心率增快时，心肌休息时间缩短，对心脏的持久活动不利。

2. 心脏的泵血过程

心室收缩时，心室内压力升高，房室瓣关闭而动脉瓣开放，血液由心室射入动脉；心室舒张时，心室内压力下降，动脉瓣关闭而房室瓣开放，心房和静脉内的血液被"抽吸"入心室。在心室舒张末期，心房收缩，心房内压力升高，心房内的血液进一步被挤入心室。

心脏的射血依靠心室的收缩，心室的充盈主要依靠心室舒张时室内压下降对血液的抽吸作用，因此在心脏的泵血过程中，心室起着主要作用。一旦心室功能发生障碍，将对血液循环产生严重影响，甚至危及生命，应立即进行抢救。

3. 心音

心脏活动时产生的声音，称为心音。在每一个心动周期中，由于心肌收缩、瓣膜开闭、血液对心血管壁的撞击等因素引起的机械振动，可通过心脏的周围组织传到胸壁，将听诊器放在胸壁某些部位，就可听到心音。心音听诊有助于诊断心血管疾病，可判断心脏收缩力的强弱和瓣膜功能是否正常，还可判断心率和心脏节律是否正常。

（二）血管的功能

血管是血液流动的管道，血管的功能是输送血液、分配血液以及完成物质交换，并参与血压的形成与维持。

1. 动脉血压和动脉脉搏

（1）动脉血压的概念。动脉血压是指动脉内流动的血液对动脉管壁的侧压力。在一个心动周期中，心室收缩射血时，动脉血压升高所达到的最高值，称为收缩压；心室舒张停止射血时，动脉血压下降所达到的最低值，称为舒张压。收缩压和舒张压的差值称为脉搏压，简称脉压。动脉血压的书写格式是：收缩压/舒张压 mmHg。

（2）动脉血压的正常值。一般所说的动脉血压是指主动脉压，通常用上臂测得的肱动脉血压代表主动脉压。在安静状态下，正常成年人的收缩压为 90～140mmHg，舒张压为 60～90mmHg，脉搏压为 30～40mmHg。血压如果过低（低血压），则会使脑、心和肾等重要器官供血不足而导致功能障碍；血压如果过高（高血压），可引起心脏疾病，过高的血压还会引起脑血管破裂、肾功能衰竭等严重后果。

人体动脉血压存在生理变动：动脉血压随着年龄增加而升高；男性略高于女性；情绪激动或运动时，血压升高；在昼夜期间，血压也发生明显的波动，6:00—8:00最高，14:00—16:00次高，2:00—4:00最低。此外，血压还受环境温度等因素的影响。因此，在测定和判断血压是否正常时，应考虑是否有影响因素存在。

（3）动脉脉搏。在心动周期中，动脉内压力变化引起的动脉管壁的周期性搏动，称为动脉脉搏，简称脉搏。用手指可在人体某些浅表部位摸到动脉搏动，桡动脉是最常用的触摸部位。脉搏的频率和节律能反映心率和心律，脉搏的强弱、紧张度与心肌的收缩力、心输出量及血管壁弹性有密切关系。因此，检查脉搏有助于评判心血管的功能。

2. 静脉回流

静脉是血液返回心脏的通道。静脉血管壁薄易扩张，容量大，起着血液贮存库的作用，安静时静脉容纳了循环血量的60%～70%。静脉的收缩或舒张可有效地调节回心血量和心输出量，使血液循环功能适应各种生理状态时的需要。

体位改变对静脉回流影响较大。当平卧位突变为直立位时，因重力作用，血液滞留于下肢静脉不能及时返回心脏，引起静脉回流减少，导致心输出量也随之减少。健康人由于人体的调节而不易察觉这种改变，但长期卧床的患者，则可因心输出量的减少引起动脉血压下降，从而导致脑供血不足而出现晕厥等症状。

当肢体的骨骼肌收缩时，可对静脉产生挤压，促进静脉血液回流到心脏。长期站立者，此作用不能充分发挥，易引起下肢静脉瘀血，甚至导致下肢静脉曲张。

3. 心血管活动的调节

最基本的心血管中枢位于延髓，只要保留延髓及以下中枢部分的完整，就可以维持心血管正常的紧张性活动，因此延髓损伤或受压（如脑肿瘤）会危及生命。在不同的生理状态下，各组织器官的代谢水平不同，对血流量的需求也不同。人体可通过神经系统和体液系统，对心脏和血管的活动进行调节，从而使各组织器官的血流量适应人体的需要。

三、呼吸系统功能

人体与外界环境的气体交换过程，称为呼吸。呼吸包括肺通气、肺换气与组织换气、气体在血液中的运输以及呼吸运动的调节四个过程。通过呼吸作用，将外界空气中的氧提供给体内细胞利用，同时将体内细胞产生的二氧化碳排出体外。

（一）肺通气

肺通气是指肺与外界环境进行气体交换的过程。在呼吸过程中，呼吸肌节律性的扩大和缩小的运动称为呼吸运动，按其深度，一般可分为平静呼吸和用力呼吸。成人在安静状态下平稳而缓慢的呼吸称为平静呼吸，每分钟为12～18次；当运动或劳动时，深而强的呼吸称为用力呼吸。用力呼吸时，单位时间内可吸入或呼出更多的气体，以满足人体的需要。某些病理情况下，即使用力呼吸，也不能满足患者的需要，从而出现鼻翼翕动等现象，患者主观感觉喘不过气，临床上称为呼吸困难。

胸廓内由胸腔的壁胸膜和脏胸膜围成的一个密闭潜在的腔隙，称为胸膜腔。其中没有气体，只有少量的浆液。浆液不仅具有润滑作用，而且由于液体分子的内聚力，使胸膜腔的脏胸膜和壁胸膜紧紧相贴不易分开，从而保证肺可以随着胸廓的运动而扩大或缩小。由于胸膜腔内压总是低于大气压，所以习惯称其为胸膜腔负压。胸膜腔负压的存在，一方面使肺总是处于一定的扩张状态而不至于萎缩，并使肺能随着胸廓的扩大而扩张，有利于通气；另一方面有利于静脉血和淋巴液的回流。胸膜腔负压存在的前提是它的密闭性，所以一旦壁层或者脏层胸膜破损，发生气胸的话，肺会发生回缩，不再随着胸廓的扩张而扩大，可能会导致肺不张，引起缺氧，甚至会引起纵隔摆动，影响循环功能。

要实现肺通气还必须克服阻力。气体在进出肺的过程中遇到的各种阻碍其流动的力称为肺通气阻力，其中最主要的阻力来自肺泡表面液体层所形成的表面张力。

肺泡的内表面覆盖着一薄层液体，与肺泡内气体形成液—气界面，所以有表面张力的存在。在表面张力作用下，肺泡趋于萎缩，大小肺泡内压不稳定，促进肺血管内液体渗入肺泡腔，这可导致肺水肿发生。但正常人一般不会出现这些现象，这是因为肺泡Ⅱ型上皮细胞能合成和释放肺泡表面活性物质，这种物质大大地降低了肺泡表面张力，防止肺萎缩、肺不张和肺水肿等发生。有些早产儿，由于肺尚未发育成熟，缺乏肺泡表面活性物质，以致出生时易发生肺不张，导致急性呼吸窘迫综合征，表现为呼吸困难，进行性缺氧甚至导致死亡。

（二）肺换气与组织换气

肺换气是指肺泡气体与肺泡壁毛细血管之间的气体交换过程，组织换气是指组织细胞中二氧化碳与毛细血管中氧气进行气体交换的过程。

由于肺泡气的氧分压高于肺动脉内的氧分压，而肺泡气的二氧化碳分压低于肺动脉内的二氧化碳分压，所以在肺部，氧气由肺泡扩散入血，二氧化碳则由静脉血扩散入肺泡，经肺换气后，静脉血变成含氧比较丰富的动脉血。而在组织细胞处，则发生相反的变化，即氧气扩散入组织细胞供利用，而二氧化碳则扩散入血。

（三）气体在血液中的运输

气体在血液中的运输是指氧气和二氧化碳溶解于血液而进行运输的过程。氧气的运输形式主要是与血红蛋白结合形成氧合血红蛋白；二氧化碳的运输形式主要是溶解于水后形成碳酸氢盐。

（四）呼吸运动的调节

人的呼吸表现为两种形式：一是随意性呼吸，受大脑意识控制；二是自主节律性呼吸，不受主观意识控制。维持基本正常的呼吸节律需要延髓和脑桥共同完成。呼吸的深度和频率等可随着机体内外环境的改变而改变，如劳动时，呼吸加深加快，从而使机体获得更多氧气，排出更多二氧化碳，以适应需要。正常呼吸节律的形成以及与机体需求相适应的过程都是通过机体一系列的调节来实现的。

四、消化系统功能

消化系统的主要功能是对食物进行消化和吸收。食物在消化道内被分解为小分子物质的过程,称为消化。消化是吸收的前提。被消化之后的小分子物质以及水、无机盐、维生素等进入血液和淋巴循环的过程,称为吸收。未被消化和吸收的食物残渣形成粪便排出体外。

(一) 消化

食物的消化包括物理性消化和化学性消化。物理性消化即通过消化道的运动,将食物磨碎并与消化液充分混合,同时向消化道远端推送;化学性消化即通过消化酶的作用,将食物中的大分子物质分解为可被吸收的小分子物质。

1. 口腔内的消化

人的口腔中主要有腮腺、下颌下腺、舌下腺三对唾液腺以及众多散在的腺体,这些腺体分泌的混合液构成唾液。唾液的 pH 近中性,主要成分是水,还有一些有机物和无机物,其中与食物消化密切相关的酶是唾液淀粉酶。唾液淀粉酶能对淀粉进行初步消化,将部分熟淀粉分解为麦芽糖。

食物进入口腔之后通过咀嚼将食物切碎,然后与唾液充分混合,形成食团,利于吞咽。同时,还能加强食物对口腔的各种刺激,反射性引起胃、胰、肝、胆囊等活动的增强,为下一步消化吸收做准备。食物在口腔消化之后,经吞咽进入食管,然后下行至胃。

2. 胃内的消化

胃内由胃腺分泌的胃液呈强酸性,pH 为 0.9～1.5,包括盐酸、胃蛋白酶原、黏液和碳酸氢盐、内因子等成分。

盐酸是胃液的主要成分,其主要作用有:杀灭随食物进入胃内的细菌;使食物中的蛋白质变性而易于消化;激活胃蛋白酶原,并为其提供酸性环境;盐酸进入小肠内可促进胰液、胆汁、小肠液的分泌等,如分泌过多,会对胃和十二指肠有侵蚀作用,是发生消化性溃疡的重要原因之一。

胃蛋白酶原被激活为胃蛋白酶之后,可对胃内的蛋白质进行初步分解,不过它必须在胃内才有作用,当随食物一起排入肠腔,pH>5 时便失活。

黏液和碳酸氢盐,两者在胃内联合作用并形成一个屏障,称为"黏液—碳酸氢盐屏障",可有效地保护胃黏膜。当此屏障被破坏(如胃溃疡)时,胃蛋白酶、盐酸等成分可对胃壁组织进行消化,严重时甚至会造成胃穿孔。

内因子可保护维生素 B_{12},防止其被胃液破坏,促进吸收。如胃大部切除,可能造成维生素 B_{12} 缺乏,导致巨幼红细胞性贫血。

胃对食物的机械性消化主要是通过运动来实现的。胃底和胃体上部的主要功能是储存食物,运动较弱;胃体下部和胃窦有较明显的运动,其功能是磨碎食物,使食物和胃液充分混合,形成食糜,并逐步排入十二指肠。

胃内食物消化之后排入十二指肠的过程称为胃的排空。一般来说,稀的、流体食物比稠的、固体食物排空快,糖类排空较快,脂类排空较慢。所以进食流质、半流质食物之后比较容易饥饿。

3. 小肠内的消化

小肠是食物进行消化最主要的场所,小肠中的消化液包括胰液、胆汁、小肠液等成分。

胰液是由胰腺分泌的消化液,呈碱性,胰液中含胰淀粉酶、胰脂肪酶、胰蛋白酶、糜蛋白酶等消化酶,可对糖、脂肪、蛋白质进行彻底分解,是所有消化液中消化食物最全面、消化能力最强的一种消化液。

胆汁是由肝细胞分泌的,无消化酶,它的主要作用是促进脂肪及脂溶性维生素(维生素 A、D、E、K)的吸收。

小肠在消化期的运动包括蠕动、分节运动等,通过运动使消化液与食糜充分混合,促进食物的进一步消化。食物经小肠后,消化和吸收过程基本完成,未被吸收的食物残渣被推入大肠。

4. 大肠内的消化

人类的大肠内没有消化活动,大肠的主要功能是完成对食物残渣的加工,形成并暂时储存粪便。正常人直肠中是无粪便的,当粪便被推进直肠后,将引起人的便意,当条件许可时,发生排便反射,将大便排出体外。

(二) 吸收

食物被消化为小分子物质之后,主要的吸收部位是在小肠,尤其是十二指肠和空肠。主要是因为食物进入小肠时已被分解为小分子物质,在小肠内停留时间相对较长,且小肠吸收面积巨大。营养物质在口腔和食管内几乎不被吸收,胃只吸收乙醇和少量的水,大肠吸收结肠内微生物产生的维生素 B 和维生素 K。在三大营养物质中,糖类和蛋白质的消化终产物通过继发性主动转运方式进入小肠绒毛的毛细血管,而脂肪的消化终产物主要进入小肠绒毛的毛细淋巴管中,再经淋巴系统进入血液循环。

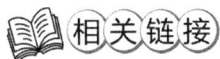

📖 相关链接

呕　　吐

呕吐是将胃、肠内容物强力驱出的动作。呕吐是一种复杂的反射活动,病因比较复杂,呕吐可将胃肠道内的有害物质吐出,因此是对机体具有保护意义的一种防御反射,但频繁而剧烈的呕吐可引起脱水、电解质紊乱等并发症。

对呕吐的处理:

(1) 禁水、禁食 4～6 小时,以防呕吐物误入气管,呕吐停止后才可逐渐进食。

(2) 一般呕吐可给予镇静、止吐药治疗,如地西泮(安定)、甲氧氯普胺(胃复安)、多潘立酮(吗丁啉)等。

(3) 对昏迷病人,应将头偏向一侧,及时擦净口腔内呕吐物,禁止用毛巾堵住鼻、口腔。警惕呕吐物呛入气管。

（4）剧烈呕吐者尽快送医院检查处理。食物被消化为小分子物质之后，主要的吸收部位是在小肠，尤其是十二指肠和空肠。因为食物进入小肠时已被分解为小分子物质，并且在小肠内停留时间相对较长，小肠吸收面积巨大。营养物质在口腔和食管内几乎不被吸收，胃只吸收乙醇和少量的水，大肠吸收结肠内微生物产生的维生素 B 和维生素 K。

（三）消化器官活动的调节

消化器官活动的调节包括神经调节和体液调节。消化道的神经支配包括壁内神经系统和自主神经系统两大部分，大部分的消化器官受交感神经和副交感神经双重支配，其中副交感神经对消化功能的影响更大。当副交感神经兴奋为主时，消化器官活动增强，消化吸收能力增强。

五、肾脏的排泄功能

（一）人体的排泄及途径

排泄是指机体将代谢终产物、进入体内的异物以及多余的物质，经血液循环运送至排泄器官排出体外的过程。当肾脏的功能发生障碍时，不仅会导致代谢废物在体内的蓄积，还可引起水盐代谢、酸碱代谢等的紊乱。此外，肾脏还具有内分泌功能，可分泌促红细胞生成素、肾素和一些前列腺素等，肾脏在维生素 D 的活化中也起着不可缺少的作用。

（二）肾脏的排泄方式

肾脏通过生成尿的方式排出体内的代谢废物和多余物质。全身各处细胞代谢产生的一些终产物如尿素、尿酸、肌酐、氨等，在微循环处进入血液运送。当血液流经肾脏时，溶于血液中的各种代谢废物连同一些维生素、无机盐、药物代谢产物和水等形成尿液，最终排出体外。因此，肾脏的排泄可以理解为对血液的净化和过滤。

足够的血液流经肾脏是其发挥功能的必要条件。如果肾血流不足，即使肾脏本身没有受损，其泌尿功能也会减弱，从而引起内环境紊乱。正常成人两肾重约 300g，仅为体重的约 0.5%，而安静时两肾血流量约为每分钟 1200mL，占心输出量的 20%～25%。流经肾脏的这些血液中只需小部分就可满足肾脏本身的营养需要，而其余大部分血量则是用于被净化和过滤。

肾脏对水盐平衡、酸碱平衡的调节功能也是通过生成尿来实现的。当体内缺水时，肾脏可浓缩尿液，用较少的水排出溶质；而当体内水过多时，肾脏可稀释尿液，排出更多的水分。通过尿液而排出的各种无机盐和酸的量也会根据体内这些物质的情况而改变。

（三）尿液的成分、理化性质及尿量

1. 尿液的成分

尿液主要为水，溶质有尿素、尿酸、肌酐、氨等非蛋白类含氮化合物以及无机盐和维生素等。正常尿液中不含葡萄糖。但是如果血糖浓度高过某一临界值（该临界值称为

肾糖阈),尿中将会出现可测葡萄糖,此时的尿液称为糖尿。正常尿液中也不含细胞、蛋白质、氨基酸,如果尿液中出现以上成分往往提示肾脏有器质性损伤。

2.尿液的颜色

正常尿液为透明液体,因含有尿胆素而呈淡黄色或黄色。当肾周围淋巴管受到肿瘤等压迫时可出现乳白色、浑浊的乳糜尿;肾炎、肾结石等可使尿中含有细胞而呈现淡红色;溶血时尿中会有较多血红蛋白而呈酱油色。尿液的颜色一定程度上可以用来判断人体的健康状况。使用一些药物也会改变尿液颜色,如复合维生素 B、维生素 B_2、利福平、磺胺嘧啶和复方大黄片等可使尿液变成亮黄色。

3.尿量

正常成人每昼夜尿量 $1000\sim2000mL$,平均 $1500mL$。如果每昼夜尿量持续超过 $2500mL$,称为多尿;每昼夜尿量 $100\sim500mL$,称为少尿;每昼夜尿量少于 $100mL$,则称为无尿。正常成人正常代谢情况下产生的代谢废物,每天最少需要 $500mL$ 的尿量才能完全排出。少尿或无尿将导致代谢产物在体内的蓄积,严重时可致尿毒症。

(四)尿液的排放

肾脏生成的尿液经输尿管运送至膀胱储存,最后经尿道排出体外(见图 4-2-1)。排尿是一种反射行为。当膀胱内尿量达 $400\sim500mL$ 时,膀胱壁感受器受到牵张刺激而兴奋,这种信息传向大脑皮质引起尿意。如情况允许,大脑皮质发出信息,引起排尿。如果情况不适宜排尿,大脑皮质将发出信息抑制初级排尿中枢,抑制排尿。故在一定程度上,排尿可受意识控制。

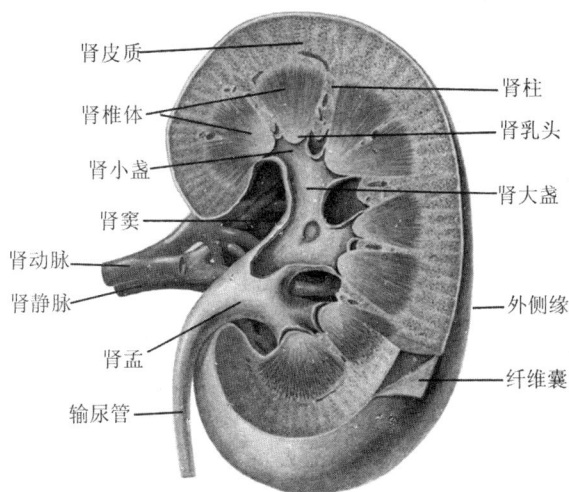

图 4-2-1 肾脏剖面

如果膀胱或尿道受到炎症或结石等刺激引起较强尿意,可出现排尿次数过多但每次排尿量不多的情况,称为尿频尿急。如果因为脊髓骶段或一些神经受损导致膀胱中尿液过多而不能排出,称为尿潴留。脊休克早期及前列腺肥大压迫尿道也可造成尿潴留。在脊髓高位离断、昏迷或大脑半球受损等情况下,排尿可不受意识控制而出现尿失禁。

六、神经系统功能

神经系统在人体功能的调节中占主导地位。在以神经系统为主的调节下,人体不同器官系统的功能活动得以相互协调、相互配合,同时在内外环境变化时机体的各种生理活动可以做出相应改变。

(一)神经系统概述

1. 神经元和神经纤维

神经组织主要由神经细胞和神经胶质细胞组成。神经细胞又称神经元,是神经系统最基本的结构功能单位(见图4-2-2)。神经元有很多种类,但形态上都由细胞体和突起两部分构成。神经元的长突起连同包裹在外面的神经胶质细胞一起称为神经纤维。神经纤维的主要功能就是传导信息。运动神经纤维还可影响所支配的效应器官代谢和生长发育,该作用称为营养作用。

2. 神经元间以及神经元与效应细胞的信息传递

神经系统内的神经元数量以千亿计,神经元之间通过信息的传递连成一个巨大的网络。神经系统也通过信息传递支配效应器官。神经元传递信息的方式有多种,最常见的是一个神经元通过突起的末端释放某种化学物质(递质)影响其他的神经元或效应细胞,实现对后者的兴奋或抑制,这些化学物质称为神经递质。神经递质有多种,如去甲肾上腺素、乙酰胆碱和多巴胺等。

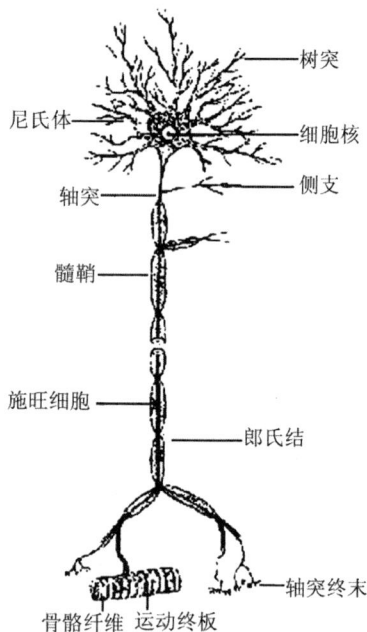

图 4-2-2 运动神经元

(二)神经系统的基本功能

1. 神经系统的感觉功能

(1)感觉的形成。人体表和体内很多地方分布有感受各种刺激的结构,称为感受器。有些感受结构高度特化形成感觉器官,如眼、耳、鼻等。当合适的刺激作用于感受器时,感受器会产生电变化,电信号沿着神经纤维传到神经中枢处理。有的信号可传到大脑皮质经处理后形成特定主观感觉,如痛觉、温度觉、触觉、压觉、视觉等。也有些感觉信息并不传到大脑皮质引起感觉,而是在较低级的中枢处理,影响中枢对外周器官的支配。

(2)体表感觉传导特点。传导体表痛、温度、触、压等感觉信息的神经纤维首先走行于外周神经干中,然后经过脊髓、脑干等最后到达最高中枢——大脑皮质的体表感觉区。人脊髓离断或神经干损伤时,由于传导感觉信息的神经纤维中断,会引起身体相应部位的感觉丧失。人的大脑有两个外形相似的半球,大脑半球接受躯干和四肢躯体感觉信息具有对侧性的特点,即左半侧体表的感觉信息将会传到右侧大脑半球,反之亦然。因此,中风等脑内疾病引起的感觉障碍也是对侧性的。

(3)痛觉。许多种类的刺激,如果强度达到了伤害性的程度就会引起痛觉。痛觉的产生是一个生理过程,痛觉感受器的信息沿神经纤维传到中枢才会引起痛觉,但痛觉也具有心理特性。一方面,相同的刺激在不同心理状态时引起的痛觉感受是不一样的,通过转移注意力等可减轻疼痛感觉;另一方面,痛觉也可引起心理改变,如疼痛时人往往易怒、情绪不好。强烈的疼痛还可引起心血管和呼吸的变化,严重时可引发休克。

当伤害性刺激作用于皮肤时,引起皮肤痛觉。内脏器官的疼痛与皮肤痛有很大区别。内脏器官对牵拉、痉挛、缺氧、缺血和炎症等刺激十分敏感,内脏痛缓慢、持续、定位模糊。某些内脏器官疾病引起体表特定部位产生痛觉或痛觉过敏的现象称为牵涉痛。例如,心肌梗死时,可出现心前区、左肩和左上臂尺侧疼痛或痛觉过敏;胆囊病变时,右上腹、右肩胛会出现疼痛。由于病变器官和牵涉痛部位有对应关系,牵涉痛可用来辅助判断疾病。

2. 神经系统对躯体随意运动的调节

躯体随意运动是指受意识支配的骨骼肌运动。支配骨骼肌随意运动的最高中枢是大脑皮质的躯体运动区。大脑皮质躯体运动区的指令信息也是通过神经纤维传至骨骼肌的。支配躯干和四肢骨骼肌的神经纤维在脊髓和相应的神经干内走行。脊髓离断或神经干损伤时,大脑皮质的指令不能传到相应的骨骼肌,从而引起这些骨骼肌随意运动丧失,即瘫痪。瘫痪也可由大脑皮质躯体运动区或大脑内神经纤维的损伤引起。和大脑皮质体表感觉区的特点相似,大脑皮质躯体运动区支配躯干和四肢骨骼肌也具有对侧性,因此中风等会引起对侧半偏身瘫痪。

3. 神经系统对内脏活动的调节

(1)自主神经。神经系统可支配心肌、腺体、血管壁以及支气管壁等处的平滑肌,从而调节内脏活动。内脏活动一般具自主性,不受意识支配。直接支配内脏器官的神经纤维称为内脏运动神经纤维,又称自主神经纤维(不严格时也可称为植物神经纤维)。自主神经纤维有两种,即交感和副交感。人体大多数内脏器官接受交感神经和副交感神经的双重支配,且一般两者引起的效应是相反的。人在剧烈运动、紧张、恐惧、窒息、失血或寒冷等情况下,交感神经的活动较强,引起心率加快、心肌收缩力增强、血压升高、呼吸加速、支气管扩张、通气量明显增加和血糖浓度上升等变化。安静状态时,副交感神经的活动相对较强,其作用与上述交感神经引起的效应正好相反。

(2)内脏活动中枢。支配内脏活动的中枢存在于中枢神经系统各级水平。

脊髓可以单独完成一些简单内脏运动反射,如发汗反射、排尿反射、排粪反射及勃起反射等。如果脊髓与高位中枢离断(如高位截瘫),短期内脊髓会丧失所有反射活动的能力,如血压下降、发汗反射暂时消失、大小便潴留等,这种现象称为脊休克。一段时间后,一些脊髓反射活动可以逐渐恢复,血压可上升到一定水平、排便与排尿反射也逐渐恢复。但恢复后的反射活动与正常时有较大差别,不能很好地适应人生理功能的需要。如脊髓离断患者由平卧位转成直立位时会感到头晕,说明此时体位性血压反射的能力很差;排尿和排便虽能进行,但不受意识控制且膀胱不能完全排空。

延髓内有心血管活动的基本中枢、自主呼吸运动节律的基本中枢、吞咽反射中枢和呕吐中枢等。延髓受到压迫或损伤可导致心跳、呼吸停止,造成死亡。所以延髓的心血管中枢和呼吸运动基本中枢被称为生命中枢。

下丘脑是调节内脏活动的较高级中枢,与许多内脏功能关系密切。下丘脑有调节摄食行为、水平衡、体温、内分泌功能、情绪反应和生物节律相关中枢。

大脑皮质是调节内脏活动的最高级中枢。

七、内分泌系统功能与激素

(一) 概述

内分泌系统与神经系统密切联系、相互配合,共同调节机体的各种功能活动。人体主要的内分泌腺和组织有甲状腺、甲状旁腺、肾上腺、性腺、垂体和胰岛等。另外,在下丘脑、胃肠道黏膜、心血管、肺、肾脏和胎盘等处还广泛分布着零散的内分泌细胞。

内分泌细胞分泌的高效能生物活性物质称为激素。能被某种激素作用的细胞、组织和器官,分别称为该激素的靶细胞、靶组织和靶器官。

胰岛素和生长激素等蛋白质或肽类可以在胃肠道分解,所以不能口服;肾上腺皮质激素和性激素的化学本质为类固醇类,可以口服;甲状腺激素、维生素 D 等也可以口服。

(二) 常见激素

1. 生长激素

生长激素由腺垂体分泌,其主要生理作用为促进生长发育,尤其是骨骼、肌肉和内脏的生长发育。幼年期生长激素分泌不足会导致侏儒症,身材矮小但智力正常;幼年期生长激素分泌过多可引起巨人症。成年时生长激素分泌过多可引起肢端肥大症。生长激素分泌过多还可使血糖升高,垂体功能过强(如垂体瘤)可引起垂体性糖尿。

生长激素的分泌受许多因素影响,儿童睡前食用过多的糖类或缺乏安静的睡眠环境会影响生长激素的分泌。

2. 甲状腺激素

甲状腺激素是甲状腺所分泌的激素,主要有两种:T_3(三碘甲腺原氨酸)和 T_4(四碘甲腺原氨酸)。合成甲状腺激素的主要原料是碘和甲状腺球蛋白上的酪氨酸残基,因此食物中长期严重缺碘可引起甲状腺激素合成不足。正常甲状腺储存有大量的 T_3 和 T_4,因此应用抑制 T_3 和 T_4 合成的药物治疗甲状腺功能亢进症(以下简称甲亢)需要较长时间才能起效。

甲状腺激素对人体的代谢和生长发育有广泛作用。它对脑和长骨的生长发育至关重要,若婴幼儿期甲状腺功能不足,可致身材矮、智力低下,称为呆小症(克汀病),补给甲状腺激素治疗呆小症的最佳时期是出生后 3 个月内。甲状腺激素可提高中枢神经系统的兴奋性,因此甲亢患者有烦躁不安、喜怒无常、失眠多梦等症状,甲状腺功能减退症(以下简称甲减)患者则表现为言行迟钝、记忆减退、表情淡漠、少动思睡等。

甲状腺激素可显著增加人体的产热,因此甲亢患者怕热多汗,而甲减患者畏寒怕冷。此外,甲状腺激素可使心跳加快、加强,增加心肌的负荷和耗氧,甲亢患者可出现心肌肥大,严重时可导致心力衰竭。

3. 糖皮质激素

糖皮质激素由肾上腺皮质分泌,主要为皮质醇。其生理作用广泛,是维持生命必需的一种激素。

糖皮质激素有较强促使血糖升高的作用。如果患者糖皮质激素分泌过多(库欣综合征)或服用此类激素药物过多,可致血糖升高,甚至出现糖尿。而肾上腺皮质功能不足(阿狄森病)患者,可出现低血糖甚至昏迷。

糖皮质激素促进肌肉组织蛋白质分解,库欣综合征或长期大量使用糖皮质激素的患者可有肌肉消瘦、骨质疏松、皮肤变薄和伤口不易愈合等表现。

糖皮质激素对身体不同部位的脂肪组织作用不同,可促进四肢脂肪的分解。库欣综合征患者往往呈现"向心性肥胖""满月脸""水牛背"等特殊体型。

糖皮质激素可促进机体排水,肾上腺皮质功能低下者,水代谢可发生明显障碍,甚至出现"水中毒"。

当机体遇到伤害性刺激,如严重感染、缺氧、缺血、饥饿、创伤、疼痛、手术、寒冷及精神紧张等时,血中糖皮质激素浓度升高,并出现一系列的非特异性反应,称为应激反应。糖皮质激素被认为可增加机体对伤害性刺激的耐受性。如果此时糖皮质激素分泌不足,严重时可导致死亡。

糖皮质激素能增加胃酸分泌、诱发或加剧溃疡。因此,溃疡患者应慎用糖皮质激素。

糖皮质激素在临床应用广泛。长期大量使用糖皮质激素可使患者自身的肾上腺皮质暂时萎缩。突然停药可引起肾上腺皮质功能不足,甚至导致极严重后果。

4. 维生素 D_3

维生素 D_3 可从食物中摄取,也可由皮肤 7-脱氢胆固醇在紫外线照射下合成,因此日光直接照射皮肤可增加体内的维生素 D_3。

有活性的维生素 D_3 促进小肠对钙的吸收,维生素 D_3 缺乏可致机体缺钙,引起儿童的佝偻病和成人的软骨病。

5. 催乳素和催产素

催乳素由腺垂体分泌,可促进乳腺发育,引起并维持产后乳汁的分泌。催产素由下丘脑合成分泌,在神经垂体储存释放,可促使妊娠末期子宫强烈收缩和促进具有泌乳功能的乳腺排乳。吸吮乳头可反射性引起催乳素和催产素的分泌,因此,坚持母乳喂养不仅有利于婴儿的营养,也有利于母亲哺乳能力的维持及产后子宫的恢复。

6. 胰岛素

胰岛素由胰岛 B 细胞分泌,是维持血糖浓度相对稳定的最重要激素之一。胰岛素可降低血糖,若胰岛素缺乏可引起糖尿病。同时,胰岛素促进蛋白质和脂肪的合成,抑制其分解。当胰岛素缺乏时,脂肪分解增强,可引起酮血症与酮症酸中毒。

📑 **课后小结**

1. 解剖学姿势中手掌和足尖向前。常用方位、轴和面术语来描述人体各结构、各器官的形态、位置及其相互关系。

2. 系统是许多功能相关的器官共同完成一系列有规律的功能单位,人体有九大系统。①运动系统由骨、骨连结和骨骼肌三部分组成;②脉管系统包括心血管系统和淋巴系统两部分;③消化系统由消化道和消化腺组成;④呼吸系统由呼吸道和肺组成;⑤泌尿系统由肾、输尿管、膀胱和尿道组成;⑥生殖系统包括内生殖器和外生殖器两部分;⑦感觉器官主要包括眼和耳,能感受特定刺激;⑧神经系统由脑和脊髓及其与之相连的脑神经、脊神经等组成;⑨内分泌系统由全身各部的内分泌腺、内分泌组织和内分泌细胞构成。

3. 血液由血细胞和血浆组成,血细胞分为红细胞、白细胞和血小板。红细胞的主要功能是运输氧气和二氧化碳,红细胞生成的部位是骨髓,生成原料主要是铁和蛋白质,维生素 B_{12} 和叶酸是促进红细胞成熟的因子。ABO 血型可分为 A 型、B 型、AB 型和 O 型四种。白细胞具有抵御和消灭入侵病原体的作用。血小板参与生理性止血和血液凝固,并能维持血管壁的完整性。

4. 心率是指每分钟的心跳次数。心室收缩时,血液由心室射入动脉;心室舒张时,心房和静脉内的血液被"抽吸"入心室。动脉血压的正常范围为 90～140/60～90mmHg,动脉血压因年龄、性别和生理状态的不同而有所变化。当平卧位突变为直立位时,静脉血回流减少;骨骼肌收缩可促进静脉血回流。最基本的心血管中枢位于延髓。

5. 呼吸系统的主要功能是为机体组织细胞提供氧气,同时将组织细胞产生的二氧化碳排出体外。呼吸的全过程包括肺通气、肺换气、气体在血液中的运输、组织换气四个过程。肺通气的直接动力是肺内压与大气压的气压差;氧气的运输形式主要是与血红蛋白形成氧合血红蛋白,二氧化碳的运输形式主要是溶解于水后形成碳酸氢盐。

6. 消化系统的主要功能是对食物进行消化吸收,给机体的活动提供能量来源。胃液的主要成分包括盐酸、胃蛋白酶、黏液和碳酸氢盐、内因子等。胰液是所有消化液中消化能力最强的液体,主要成分包括胰淀粉酶、胰蛋白酶、糜蛋白酶、胰脂肪酶等。食物进行消化和吸收的主要场所都是在小肠。

7. 肾脏通过生成尿排出体内的代谢废物和多余物质,是人体最重要的排泄器官;正常尿液不含葡萄糖、氨基酸、蛋白质和细胞成分;正常成人每昼夜尿量 1000～2000mL,持续超过 2500mL 称为多尿,100～500mL 为少尿,少于 100mL 为无尿;每天最少需要 500mL 的尿量才能完全排出代谢产物。

8. 神经系统是人体功能的主导调节系统。神经系统的基本结构和功能单位是神经元,神经元长突起被神经胶质细胞包裹形成神经纤维。中风等脑内疾病引起对侧半偏身感觉和随意运动障碍。直接支配内脏器官的神经纤维有交感和副交感。剧烈运动、紧张、恐惧、窒息、失血或寒冷等情况下交感的活动较强,引起心率加快、心肌收缩力增强、血压升高、呼吸加速、支气管扩张、通气量明显增加和血糖浓度上升等变化;安静状态时,副交感的活动相对较强。快波睡眠期间,一些呼吸、心血管系统疾病易发作。

9.激素是内分泌细胞分泌的生物活性物质,通过体液运送并发挥调节作用。甲状腺激素的主要合成原料为碘和甲状腺球蛋白,有显著产热效应;大量甲状腺激素可升高血糖、促进蛋白质分解、使神经系统和心脏过度兴奋。吸吮乳头可引起催乳素和催产素的分泌,有利于母亲哺乳能力的维持及产后子宫的恢复。日光直接照射皮肤可增加体内的维生素 D_3,对预防缺钙有积极意义。胰岛素缺乏可引起糖尿病。

通过本章内容的学习,使学员了解运动、脉管、消化、呼吸、泌尿、生殖、感觉器官、神经、内分泌等系统的正常人体解剖结构、生理特点和功能,并能应用解剖生理知识解释一些医学现象。

▌本章思考题▐

1.人体有哪几大系统?

2.当上肢远侧部发生大量出血时,如何止血?

3.消化系统有何功能?

4.简述胃液的主要成分及其生理作用。

5.简述引起贫血的可能原因。

（任典寰　陈慧玲　李伟东　张玲）

第五章　心理学基本知识

学习目标

1. 能说出不同年龄段患者的心理特点及需要。
2. 能说出患者常见的心理问题。
3. 能应用心理学基本知识对常见的心理问题实施心理照护。

第一节　不同人群的心理特点与需要

一、婴幼儿(0～6岁)患者的心理特点与需要

(一) 婴幼儿患者的心理特点

1. 情感依赖现象最为突出

(1)"皮肤饥渴"现象。心理学家认为,人体间的接触和抚摸是婴幼儿天生的需要,有人把这种需要称为"皮肤饥渴"现象。婴幼儿的"皮肤饥渴"现象,在家庭中可由父母亲的抚摸、亲吻和搂抱等方式满足。

(2)分离性焦虑和恐惧。婴幼儿从4个月起,开始建立起一种"母子联结"的关系,在这种以母亲为中心的关系上保持着对周围环境的安全感和信任感。一旦孩子离开妈妈,大多会出现哭闹、拒食、睡眠不安等现象。一旦由于生病被送入医院,生活方式会发生变化,看到医院陌生的陈设和医护人员的白色工作服,再加上各种检查和治疗带来的痛苦,患儿心灵上承受了巨大的创伤,更加剧了焦虑和恐惧心理。

(3)家长心理状态的直接影响。由于婴幼儿年幼,常常不愿表达或表达不清自己的思想感情与心理反应,因此家属往往成为孩子不恰当的代言人。在我国现实生活中,许多孩子是独生子女,一旦生病,父母格外紧张、焦虑。他们大多过分照顾,夸大病情、对医护人员提出过高要求。家长的心理状态对婴幼儿有着直接影响。例如,父母亲对护士的不满意可以变成患儿对护士的愤怒;父母亲的倾向性可以变为患儿的倾向性,如不要某护士阿姨打针等。

2. 注意力转移较快

婴幼儿情感表露比较直率、外露和单纯,注意力转移较快,心理活动多随活动情境而迅速变化。

3. 对疾病概念抽象、模糊

婴幼儿由于年龄小,对疾病缺乏深刻认识,常常认为生病是由于自己不乖、不听父母的话而受到的惩罚。

(二) 婴幼儿患者的心理需要

1. 关注患儿的情感需要

照护人员应尽量不使患儿与母亲分离,建立母亲陪护制度。如有因特殊病情需要隔离的患儿,照护人员应承担起母亲的角色,尽可能为患儿提供母爱,经常与患儿交谈、玩耍、抚摸、搂抱等。在打针、发药、治疗等照护活动中,也要注意以爱抚式的照护方式满足患儿的情感需要。应尽量安排同一照护人员照顾患儿,以建立与患儿间的情感联结。

2. 争取家长的配合和参与

多与家长沟通,请家长为患儿做好说明、解释工作,如"为什么要住院""住院后为什么要打针、吃药""住院与在家有何不同"等。带孩子入院时,应带领孩子认识护士、医生,讲解必要的安全知识,让他们尽快熟悉环境,适应生活方式的变化。

3. 创造儿童化住院环境

(1) 环境布置。病房墙面可绘制患儿喜爱的卡通图案,四周放置吸引患儿注意力的玩具,使病房看起来像幼儿园或游乐场。儿科护士着装颜色可多样化,以缓解紧张气氛,减少患儿惶恐不安的心理。允许患儿携带自己心爱的玩具,以得到安慰。

(2) 氛围营造。各个病房可以患儿熟悉的卡通建筑命名,如苹果房、香蕉房等,医护人员也可以化身为各个卡通形象,如米老鼠阿姨、喜羊羊叔叔等,便于患儿记忆,增强亲和力。在不影响患儿病情、休息和睡眠的情况下,适当开设幼儿游戏,可使住院患儿的生活充满愉快的氛围。

二、儿童(7～12岁)患者的心理特点与需要

(一) 儿童患者的心理特点

1. 由家庭向群体过渡

(1) 独立性、自我意识进一步完善。此阶段的儿童模仿力强、好学上进,会注意模仿成人的言行,设法了解和认识周围环境,希望和成年人一样独立行动。他们开始有集体意识,喜欢和同龄的伙伴玩耍。患病后,他们担心离开学校和同学、影响学习,害怕孤独。

(2) 心理尚未成熟却渴望成熟。此时期的患儿虽未成人,但却希望医护人员把自己当作成人看待。

2. 对疾病有一定程度的认识

此时期的患儿开始懂得关注自己疾病的预后,重视自己的健康问题,会根据自己的

疾病知识做各种推测,担忧未来。由于对疾病和自身身体缺乏认识,常常忧虑自己是否会变成残疾或死亡,因而产生对住院和治疗的恐惧。

(二)儿童患者的心理需要

1. 照顾到患儿的"成人感"

对患儿给予充分的尊重,向其介绍疾病的有关知识,如治疗方法、治愈疾病所需时间和疗程,使他们做好心理准备;讲解时把患儿作为主要听众,以平等的口气交谈,以显示对患儿应有的尊重(父母可在旁);在进行体检和其他操作时,应考虑到患儿的自尊心和羞耻心,让无关人员离开病房,并尽量减少暴露的面积;当患儿对治疗有疑虑时,应耐心细致、通俗易懂地对其进行讲解,以打消其不必要的顾虑。

2. 重视同伴的力量

鼓励患儿在住院期间继续完成学习任务,鼓励其与同伴通信,允许同伴来院探视,以使患儿不觉孤单或脱离群体,感受到群体的关怀与温暖。

3. 开展多形式的娱乐活动

允许他们把业余爱好带到医院,通过讲故事、听音乐、做游戏、互帮互助等形式营造生动活泼、愉快的住院氛围。

三、少年和青年(13~34岁)患者的心理特点与需要

青少年患者的年龄跨度大,经历了少年期和青年期。这个阶段生理和心理都发生着巨大的变化,是个体发育过程中的重要时期。此阶段个体对健康和疾病十分关心,对身体的任何变化都异常敏感,因此了解此阶段患者的心理特点,进行有针对性的心理照护十分重要。

(一)青少年患者的心理特点

青少年时期是发展和建立人格同一性和人格独立性的重要时期。这一时期的心理发展水平,处于迅速走向成熟而又尚未成熟的状态,这就决定了青少年患者的心理活动错综复杂,变化无常,具有明显的两极化。他们表现出突出积极面,同时伴随着明显消极面;自我意识存在明显矛盾。一般较重视自我评价,自尊心强,任何消极刺激对他们都会是一种伤害。

1. 归属同龄人的群体成为首要之需

相关理论反映出青少年有时可能会"推开"父母的价值和判断,归属于同龄人的群体,这个群体有他们自己思考、穿着、行为的方式。接受同龄人的价值观并与他们保持一致,对于一些年轻人来说是非常紧要的事情。而同龄人的标准往往与疾病治疗的要求发生冲突,这会使其感到群体归属感处在危险中,他们痛苦地担心自己奇怪的形象会不被同龄人接纳,从而导致他们拒绝治疗,依从性非常差。

2. 情绪强烈而不稳定,自我控制能力较弱

青少年时期的情绪特点就是激烈、外露、易激动和受外界影响,从自信至自贬,从自私至利他,从热心至冷漠,从兴高采烈至消极失望,皆能在转瞬间有所改变。在此情绪背景下,他们一旦患病很容易情绪不稳、暴躁,好发脾气,容易走极端等。对疾病的态度

常常表现为开始对医生的诊断持否定态度,不认真执行医疗照护计划,不按时服药等;当治疗效果不佳或有可能留下后遗症时,又容易自暴自弃,悲观失望,情绪抑郁或不稳定。

3. 对身体变化敏感,易产生紧张和不安

青少年期是个体青春发育的时期,性生理发育迅速但性心理相对幼稚。面对身体的变化,他们可能感到无所适从、紧张不安,如果在此阶段患病,将显得格外紧张、恐惧和焦虑等。他们对疾病的治疗和预后非常关心,常常会翻阅各类医学书,向各类医学人物或亲友打听所患疾病。

4. 自尊心强,容易受到伤害

青少年期患者自尊心强,特别害羞、好强,对接触异性存在顾虑,当客观现实与想象不符时易遭受挫折打击,以致消极颓废甚至萎靡不振,强烈的自尊也会转化为自卑、自弃,从一个极端走向另一个极端。在照护人员接触他们进行身体检查或打针时,应注意尊重他们,做检查时应征求患者的同意,不能让患者感到生病就是倒霉,身体任医护人员摆布,这样会增加患者的抵触情绪。

(二)青少年患者的心理需要

1. 发挥同龄人优势,满足情感归属需求

尽量把青少年安排在同一病房,鼓励他们多沟通,以保证信息通畅,使他们之间能相互交流思想,相互给予心理支持,并能增加他们的友谊,激发对生活的乐趣,有利于患者从孤独中解脱出来,消除寂寞感。

2. 及时提供正面、积极的信息及心理疏导

照护人员应结合青少年患者的性别、文化水平、生活阅历等,向他们介绍有关疾病的知识,使他们能正确地看待疾病,保持情绪稳定,克服急躁和焦虑情绪。以倾听等心理疏导方式进行"一切以患者为中心"的交流,以期达到更完整地了解患者情绪状况的目的。

3. 保护患者的自尊心

青少年的自尊心强,重视自我价值,希望得到他人的承认和尊重,任何消极刺激都可能对青少年的心理产生不良影响。照护人员在与他们的交往中,要尊重他们的人格,讲话要和蔼、文雅;关心他们的衣、食、冷、暖,与他们建立良好的护患关系。当他们心情不佳时,要主动与他们谈心,了解他们的心理活动,用积极、鼓励的语言进行疏导、宽慰。当他们情绪激动时,照护人员不宜过多地安慰和劝解,可在保证安全的前提下,提供一个独处的环境,使其冷静,照护人员可在一旁给予非语言的支持。

4. 满足患者参与治疗的需要

青少年求知欲强,富于好奇心。照护人员可以利用这些特点,调动患者的积极性,引导他们参与治疗和照护工作。在病情允许的范围内,可以让患者做一些力所能及的活动,如照料自己的日常生活、帮助病友做些事情、参与病区的一些公益活动等。这样既能减轻患者的焦虑,又能满足患者的心理需求。这种自我照护的模式对于稳定情绪、促进康复是非常有益的。

(三)青春期女孩性心理调适

1. 正确认识需求和责任

性成熟后有性交往的需求,但不要忘记随之而来的社会和家庭责任。年轻女性在发生性行为时,应该想到要承担做妻子和母亲的责任。

2. 培养两性正常交往

事实说明异性间的神秘感和好奇心是由于男女青少年双方缺乏共同参加丰富多彩的社交活动所引起的,有了健康的社会交往可有更多的社会适应能力,就可解除男女之间的交往必然发展到性行为的错误观念。

3. 性观念的升华

在文明社会中,性活动不再仅仅是个人行为而具有更丰富的社会内容。性是构成人类精神文明和精神需要的一部分,已渗透交融在学习、读书、运动、音乐等领域中。这就是性的升华作用,不要把性仅仅看成性欲的满足,这样会使自己从人类退化到动物阶段。

4. 学好性知识

学好包括性生活、性心理、性卫生和性道德的性知识,以养成一种良好的性适应和性控制能力,防止在错综复杂的环境中被某些似是而非的论调所蛊惑,发生各种违反社会规范的越轨行为。

5. 学会说"不"的艺术

多数青少年女性渴望被青睐、受关注,甚至被爱抚、亲热,认为这是对自己价值的肯定;有的可能基于羞怯或害怕伤了对方自尊心,表现为柔弱顺从,在对方要求有身体接触时也不敢抗拒,结果遭受身体及心灵的损伤。在遇到上述情况时,要学会说"不",千万别被四周的浪漫气氛和对方的甜言蜜语弄得丧失理智而把"不"字缩了回来。说"不"是对双方负责,是彼此尊重的表现。

四、中年(35～60岁)患者的心理特点与需要

中年是人生历程中最值得回首寻味的时期。在这个时期,中年人的社会角色比较突出,他们既是家庭的支柱,又是社会的中坚力量。当他们受到疾病折磨时,心理负担和活动尤为沉重和复杂,他们既担心家庭经济生活,牵挂着老人的赡养和子女的教育,又惦念着自身事业的进展和个人成就等。因此,中年人患病后对工作和家庭会产生巨大的冲击。也因此,中年人的精神负担较大,心理反应复杂。照护者应针对患者的疾病种类、个体反应、家庭情况、个性特征等进行认真细致的评估,以便准确判断患者的心理问题。

(一)中年患者的心理特点

1. 患病导致自我价值感崩溃

中年期是一生中最能体现自我价值的阶段,也是一生中责任最重的阶段。健康的严重丧失会对生命形成严重的威胁,它能以某种很恐怖的方式推翻患者的计划和期望,击垮一个人的自我价值感。他们一方面对社会和家庭的事务丢不下,产生焦虑、烦躁的

情绪,但另一方面又被自己无能为力的感觉所击倒,产生"我没用了,再也回不去了"的绝望感。因而,他们往往身心负担沉重,整天闷闷不乐,少言寡语,唉声叹气,易伤心,呈现矛盾心理。

2. 心理功能成熟稳定,能较好配合就医

中年人心理功能已经达到相对稳定的状态,意志坚定、情绪稳定、个性固定且特点突出,有良好的认知判断能力,对挫折也有较强的耐受能力。对于中年患者的医疗、照护措施,只有在取得患者合作的情况下,才能取得应有的效果。

3. 机体功能开始下滑

一方面,处在中年阶段的个体在体力和精力上都达到了顶点;但另一方面也意味着下一步的发展就是开始向老年期过渡,体力和精力都开始走下坡路。如果此阶段身体健康,则其可能对此种下滑感觉不明显。一旦患病,则心理稳态就会发生急剧的变化,深感衰老已经来临。有些人常怀疑自己得了不治之症,对各种检查和治疗疑虑重重,非常关心疾病的预后。多疑心理使患者变得十分敏感,以致出现食欲减退、失眠、多梦等症状。

4. 性的变化与丧失

中年期是性功能成熟稳定的阶段,由于寿命的短暂和性功能的重要性,一旦生病或遭受意外伤害,将导致性功能方面的损伤,就会不可避免地引起个体自尊心的极大破坏,患者表现出后悔、内疚、失败感等一系列复杂感情交织在一起的反应。

(二)中年患者的心理需要

1. 接纳并认真对待疾病

劝导他们正视并认真对待疾病,使他们认识到,治疗疾病是当务之急,恢复健康是家庭和事业的根本,隐瞒病情、回避现实只会使事情越来越糟。在日常交谈中,也可有意识地给他们介绍一些不耐心治病而使疾病长期迁延的事例。

2. 强化家庭和社会支持系统

动员其家庭和工作单位妥善安排患者所牵挂的人和事,尽量减少其在养病治病时的后顾之忧,使患者能够安心接受治疗和休息。

3. 发挥主观能动性

利用中年人世界观已经成熟稳定、对现实具有评价和判断的能力、对挫折的承受力比较强等特点,提供详尽的诊断、治疗等信息,鼓励他们充分发挥主观能动性,让患者正视疾病并认真对待,让其参与自身的治疗和照护活动,以明确疾病、消除疑虑,令疗效最优化。

五、老年(61岁及以上)患者的心理特点与需要

进入老年期后,个体生理功能逐渐衰退,躯体的适应能力和抵抗能力也日趋降低,各种疾病的发生率增加,而且恢复比较慢。老年患者对待疾病的态度相对其他年龄段患者要单纯一些,当他们认为自己基本完成对家庭和社会应尽的人生义务时,通常能比较平淡地对待病痛,对疾病的风险也比中年患者有更多心理准备。但是,随着现代人们

健康水平的提高,老年患者也越来越重视生活质量,不再仅仅满足多活几年的愿望。他们希望医生能够解除他们的病痛,渴望拥有更健康愉快的晚年。

(一)老年患者的心理特点

1."微笑否认"的问题

随着年龄的增长,老年人的生理功能逐渐衰退,他们关注的重点更多的是如何应对越来越短的生命、面对多种躯体疾病以及死亡临近的感觉。但他们不想变成他人的累赘,他们尽最大的努力隐瞒其正在进行的情绪斗争、难以应对的生活想法。当其患病后更是想方设法隐瞒病情和自己真实的情绪情感,对于将为家人带来一系列的麻烦和负担感到十分的负疚,表现为固执刻板、不听人劝,不愿听从他人的安排,有时甚至拒绝进行治疗和照护;有时又争强好胜,做一些力所不能及的事,如独自上厕所大小便、走路不要扶,这样可能引起一些意外事故的发生,如骨折、脑卒中等。

2.无价值感、悲观

随着年龄的增长,人的各器官和组织必然发生变性、萎缩,代谢下降,功能衰退,尤其表现为大脑功能的衰退。而且老年人一般都长期受到不同程度的慢性疾病的困扰,所以当他患病时或原有慢性病加重时就容易产生悲观情绪,感到自己就要面临死亡,时日不长了。许多想做的事又不能做,故往往更加悲观,无价值感。

3.孤独、寂寞感

老年人退休后,社会角色发生改变,从主导地位一下子变成从属地位,感到自己在社会上和家庭中的地位降低,这些改变直接影响老人与他人的互动行为。退休后老年人的活动范围一下子窄缩,家庭成为其生活的主要场所,长期独自待在家里,而子女们平日忙于工作,也不能常常陪伴在身边。因此,他们感到特别孤单、寂寞,患病后更是格外盼望家人多来看望。

(二)老年患者的心理需要

1.陪伴与情感支持

亲人的陪伴尤为重要。家人的陪伴是老年人心灵上最大的慰藉,尤其是患病期间孤独、寂寞的情绪达到顶点,甚至产生濒死的窒息感,此时,家人们在身边可以给老人带来莫大的勇气和安全感。因此就要求照护人员积极与家属沟通,争取老人患病住院期间始终有家人的陪伴。也可争取尽可能多的社会支持,调动老年患者的各种社会关系,在精神上和物质上给予关怀。鼓励患者的老朋友、老同事及单位组织派人看望,也可安排一些老人与患者交谈,给患者带来安慰等。

2.提升其自我价值感

老年人的短时记忆功能随年龄的增长而逐渐下降,对近期发生的事情容易记忆不清楚,但长期记忆功能完好,因此对过去的一切记忆犹新,更愿意回忆过去。针对老年患者悲观、无价值感的消极情绪,照护人员可以经常鼓励老人回忆美好的往事。对美好往事的回忆可以给老人带来心理上的愉悦感和满足感,有助于老人心理、情绪的稳定。照护人员应当态度认真地耐心倾听他们的叙述,不要嫌老人啰唆。对于那些情绪低落、悲观失望的老人,照护人员还要从他们的回忆中识别和肯定他们的成就,给予赞扬,使他们认识到自己的贡献,改善他们的心理和情绪状况。

3. 注重细节,给予生活上全方位的关心

考虑到老年患者大多行动不便和不愿事事求助他人的心理,应为他们设置一个安静、整洁、舒适的医疗环境,使他们较快地适应医院生活,消除因住院引起的烦恼。特别是对生活不能自理、丧偶或无子女的老人,照护人员应给予更多的关心和照顾。病区应为老年患者设置一些自助设备,如扶手、手杖之类,使他们感到方便,并获得安全感和独立感。老年患者的日常用品最好放在便于拿取的地方,使他们感到便利,不必经常求助于人。

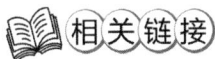

📖 相关链接

皮肤饥渴症

皮肤饥渴症(skin hunger)学说的创立,源于 20 世纪 40 年代初纽约市一名儿科医生为了挽救濒死的早产儿,要求所有的医护人员每天都要搂搂褪褓中的宝宝,结果婴儿死亡率大大下降。美国迈阿密接触研究机构负责人菲尔德指出,人体的肌肤和胃一样需要进食以消除饥饿感,而进食的方式便是爱抚和触摸。心理学家发现,这种肌肤的接触不仅能挽救婴儿的生命,更能使其生理、心理得到健康发展。

重视触摸护理在老年患者中的应用

触摸早期主要用于东方医疗实践,随着西方医学对东方医学中"心身合一"观念的重视,触摸现被西方医学认为是综合治疗手段中的一种重要辅助方式。老年患者乐于接受触摸护理,因为触摸能提高患者的心理、生理健康,缓解躯体和精神痛苦,使他们身心愉快、舒适和放松。国外的大量研究也发现,护士适宜的触摸能显著提高老年患者的生理和心理健康状况,对有认知障碍和情感障碍的老年患者尤其有效。触摸分为关爱性触摸、保护性触摸和常规性触摸三种形式,握手是对老年患者进行触摸护理最常见的方式。虽然触摸的机制并未被充分解释,但其积极效果已被广泛证实。

第二节 患者常见的心理问题

一个健康的人在进入患者角色后,往往由于疾病的折磨、医院诊疗环境的陌生、新的人际关系的出现等,会产生一系列特有的心理活动。照护者的任务就是掌握患者的心理活动规律和心理反应特点,针对性地采取一系列心理照护措施,去影响患者的感受和认识,改变患者的心理状态和行为,帮助患者适应新的人际关系和医疗环境,尽可能为患者创造有益于治疗和康复的最佳心理状态,使其早日恢复健康。

一、患者常见的心理问题

(一) 焦虑

焦虑在日常生活中普遍存在,是一种保护性反应,适度的焦虑有益于个体更好地适应变化,有利于个体通过自我调节保持身心平衡。但过度焦虑或焦虑不当,则会对其身心健康造成不利影响。特别是因病痛而住院的患者,当其出现烦躁不安、失眠、呼吸急促等急性焦虑反应症状时常自认为患有严重疾病,随之而来的过度焦虑可使上述症状加剧,造成恶性循环,照护者尤应给予密切关注。焦虑的表现有疲乏、失眠、腹泻、恶心、呕吐、厌食、多汗、心悸、胸闷、气急等,患者常有"透不过气""心脏好像要跳出来"等主诉。有些患者为缓解内心紧张,常伴有异常行为反应,如坐立不安、来回踱步,难以控制地重复无意识或刻板的小动作,如咬手指甲、反复搓手、不停地敲击物体,有的患者面容紧绷、沉默不语、愁眉不展,有的患者则反复向医护人员询问与自身健康有关的某个问题。

引起焦虑的因素有:对疾病的病因、转归、预后不明确或是过分担忧;对机体具有威胁性的特殊检查不理解或不接受;手术所致的焦虑;紧张、压抑的医院环境导致的情绪低落;某些疾病的临床表现如甲亢、更年期综合征伴有焦虑;特质性焦虑,与心理素质有关。

(二) 恐惧

当患者意识到有危险存在,却又缺乏独自应对危险情境的能力时易产生恐惧感。表现为害怕、受惊的感觉,有回避、哭泣、颤抖、易激动等行为。可出现血压升高、心悸、呼吸急促、尿急、厌食等症状。恐惧感可导致患者处于惶惶不可终日的境地,影响其治疗和康复,如有些患者躺在手术台上因恐惧而四肢颤抖,以致血压升高无法进行手术。

(三) 抑郁

身患重病、长期受疼痛折磨或病后久治不愈的患者,易出现严重的抑郁反应,而抑郁反应又常是引起患者萌生轻生意念或发生自杀行为的直接原因。患者的抑郁反应往往能通过其行为表现出来,如脑力迟钝、四肢乏力、无精打采、懒于参加各种活动;或表现为多愁善感、终日以泪洗面等。重者往往深陷情绪"沼泽"不能自拔,出现自杀的意念甚至付之于行动等。也有个别患者抑郁反应严重、行为表现不明显,其自杀前兆不被他人察觉,最终酿成悲剧。因此,对身染重疾且沉默少语的患者,照护者尤应引起高度重视和密切关注。

(四) 愤怒

"怒大伤身"乃众所周知的事实,生活中被"活活气死"者更是屡见不鲜。研究发现人在愤怒时的生理反应非常剧烈,同时会分泌出许多有毒性的物质。在愤怒、生气状态下呼出的气体冷却成水后,将其注射到大白鼠身上,几分钟后大白鼠死亡。愤怒与其他负性情绪状态的显著区别在于,它有作用迅速、危害直接、恶性循环等特点。特别是高血压、冠心病、脑血管硬化的患者,其盛怒之下发生猝死的概率最高,故照护者要特别关注和及时疏导。

（五）孤独感

住院患者突然置身于陌生环境,远离亲朋好友,打破了日常熟悉的规律,且与照护人员交谈机会较少,有度日如年之感,很容易产生孤独寂寞感。照护人员应关心理解患者孤单寂寞的心情,耐心安慰患者,进行各项操作时应多与患者沟通,言谈举止间使其感受亲人般的温暖,并安排亲朋好友探访或陪伴,组织病友间沟通交流等。

（六）依赖心理

患者生病后大多变得情感脆弱,易产生一种依赖的心理状态。其往往对自己的日常行为自信心不足,事事依赖别人去做,变得被动、顺从;一向独立、意志坚强的人也变得犹豫不决;平日里好强、好胜的人也变得遇事畏缩不前等。患者严重的被动依赖心理对疾病是不利的,照护者应尽量发挥患者的积极主动性。

（七）否认心理

否认心理包括否认疾病存在和否认疾病的严重性。否认可在一定程度上缓解心理上的应激反应,避免过分的担忧与恐惧,是应对危机的一种自我防御方式。但是不顾事实的否认,也会对疾病起到延误治疗的消极作用。如有位癌症患者,明知患病却矢口否认,拒绝治疗,半年后因癌转移而致死亡。对那些延误诊治的患者进行调查时发现他们大多具有否认倾向。

（八）过高期望

一个人患病后希望尽快治愈,往往对医护人员抱有过高的期望,要求用新药物、新技术诊治。一旦医护人员的诊治方法与其主观愿望不符时,便会产生挫折感,或对医护人员的诊治产生怀疑,继而采取消极应对的态度,甚至抵制治疗。医护人员应做好说服解释工作,一方面降低患者过高的期望值,另一方面让患者接受治疗须循序渐进的事实。

二、常见心理问题的照护

每个人由于先天的素质,后天的教育,个人的成长环境、生活方式、社会经历,社会的文化背景和个人的主观能动性等方面的差异,形成了自己独特的个性。独特的个性致使每个人对待疾病的心理反应及行为方式也不尽相同。有时即使在疾病相同的情况下,患者也会出现不同的心理反应,如具有乐观、坚强、开朗等心理特征的人与具有悲观、软弱、忧郁等心理特征的人对待癌症会有不同的心理反应。患者心理的这种独特的个性化特征,要求照护者根据每个人对疾病的认知及情绪行为对其进行针对性的心理照护。

（一）创造轻松的就医环境

环境会影响一个人的心理活动,舒适、优美、洁净的环境会使人心情愉悦,有利于疾病的康复。病房的环境包括物理环境及人文环境,其中,物理环境包括病房的布局、颜色、温湿度及空气的流通情况等,人文环境包括患者的数量、患者间的人际关系、医患及护患关系等。医护人员应合理安排好患者的休息、睡眠、饮食、营养,还可根据不同的年龄、性别、病情轻重及性质、病程长短、个性特点等,安排一些有意义的集体活动,以解除寂寞,振奋情绪,消除紧张,如下棋、打太极拳、做游戏等。这有利于丰富生活内容,陶冶情操,促进患者身心健康,使之保持最佳的心理状态。

(二)建立良好的护患关系

良好的护患关系不但可以为照护者创造愉快、轻松、舒畅的工作氛围,也是提高照护质量的重要措施,并对患者的康复起着很大的促进作用。在以人的健康为中心的照护模式下,建立良好护患关系至关重要。照护者在各项照护操作中应始终保持热情、细致、耐心、周到的态度对待每一位患者,并在治疗的同时给予精神上的安慰,尊重患者,使护患关系更加融洽。照护者应用熟练的技术和真诚的态度赢得患者的信赖,增强他们主动配合医护人员的热情。

(三)满足患者的合理需要

照护者应首先了解个体在疾病条件下产生了哪些特殊需要,以及这些需要对健康的影响,并尽量在各种诊疗活动中满足患者合理的需要,帮助其解决实际的问题。

(四)增强患者的心理能力

患病后人的意志力会减退,患者表现出依赖、软弱,特别是意志力薄弱的患者,更会出现忧虑、悲观、痛苦、恐惧等诸多消极心理。而一般意志坚强的人会努力克服疾病所造成的问题或困难,对恢复健康或自我功能充满信心。因此,需要照护者在工作中向患者提供有关健康患者的案例,如可向患者讲述身残志坚人物的故事,提高患者的意志力,恢复患者战胜疾病的信心。同时应鼓励患者通过各种方式宣泄自己内心的感受、想法及痛苦,如可以用语言、书信、图片与活动的形式宣泄心理压力。尽可能地训练患者进行自我心理保健,如让患者在有心理压力时使用自我暗示法、意境想象法、行为自我控制法等来发泄自己的消极情绪。

(五)提供强而有力的社会支持系统

来自亲朋好友的支持,不光是物质上的还包含精神上的、心理上的各种有形、无形的帮助,这对患者来说是至关重要的。患者除了承受工作、生活的压力外,还承受着病痛的折磨,要让患者战胜病魔、摆脱痛苦,光靠医生和护士的努力,效果是不会很好的。充分发挥患者社会支持系统的作用,对患者进行身心两方面的照护,是患者康复的一种重要手段。

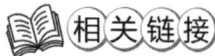

📖 相关链接

如何与乙肝患者相处

"医生,我和乙肝患者吃过饭,会不会感染乙肝病毒呢?""医生,我和乙肝患者在一起住过,好像感染了乙肝病毒。"这些谈乙肝色变的人唯恐自己感染了乙肝病毒。那么,生活中该如何与乙肝患者相处,做到既不伤害对方,又保护好自己呢?

(1)乙肝病毒的传播途径包括血液、母婴、医源性感染、性接触等。日常工作或生活接触,如握手、拥抱、同住一室、同桌用餐、共用厕所等无血液暴露的接触,一般不会传染乙肝病毒。

（2）国家提倡自愿婚检。如果夫妻一方查出正处于乙型肝炎活动期，就要暂缓结婚；如果只是乙肝病毒携带者，则可以结婚，但未感染的另一方应接种乙肝疫苗，并建议过性生活时使用避孕套。

（3）如果男方是乙肝病毒携带者，女方应注射乙肝疫苗全程免疫，可以有效预防女方感染以及母婴的垂直传播；如果女方是乙肝病毒携带者，可对新生儿提供主被动联合免疫。但是，如果母亲体内有活跃乙肝病毒复制（e抗原阳性），则应采取避孕措施，待 e 抗原转阴性后再考虑妊娠。新生儿一定要全程接种乙肝疫苗。

（4）家庭成员中有慢性乙肝病毒感染者，其他成员应全程接种乙肝疫苗。如提示病毒复制，建议实行分餐制。虽然乙肝病毒不通过消化道传播，但口腔、食管黏膜有溃疡、破损者，乙肝病毒就可通过破损黏膜进入人体。同时，毛巾、面盆、茶杯等生活用具最好分开单独使用。女性慢性乙肝病毒感染者，在月经期间，应妥善处理卫生用品，内裤应用过氧乙酸、戊二醛等消毒。

课后小结

本章学习了各年龄段患者的不同心理需求及特点，通过学习使陪护员根据病患的临床表现，识别病患的心理需求，在生活照护的同时做好心理照护。

学习了患者常见的心理问题有焦虑、愤怒、抑郁、恐惧、孤独感、依赖心理等，及发生常见疾病时的心理特点。通过学习使陪护员能够尊重、理解患者，满足患者的合理需要，建立良好的护患关系。

┃本章思考题┃

1. 根据婴幼儿的心理特点，如何对婴幼儿患儿进行心理照护？
2. 针对老年人的"微笑否认"问题，说说你将如何进行照护？
3. 常见心理问题有哪些？
4. 针对患者常见的心理问题，如何进行心理照护？

（董丽芳）

第六章 环境卫生与院内感染 预防的基本知识

学习目标

1. 说出环境污染物的种类及环境污染对健康的危害。
2. 说出饮用水的消毒方法。
3. 说出预防大气污染损害的方法。
4. 说出常见食品的污染种类及预防措施。
5. 说出院内感染促发因素及传播特点。
6. 说出院内感染预防措施。

第一节 环境与人体健康的关系

人类依赖着环境才得以生存和发展,人类既能改造地球环境,使之更适宜人类的生存,同时环境也反作用于人类,制约着人类的生存和发展。如今人类数量剧增,科学技术迅猛发展,其改造环境的能力大大增强,同时也带来了温室效应、气候异常、酸雨、臭氧层空洞等全球性环境问题,严重地影响着人类的健康发展。

一、环境污染物的种类

(一)生产性污染物

生产性污染物来源于工业生产过程中未经处理或处理不当的工业"三废"(废水、废气、废渣)和农业生产中化肥、农药的不合理使用,是环境污染物最主要的来源。

(二)生活性污染物

生活性污染物来源于生活活动产生的垃圾、污水、粪便等生活"三废"未经处理或处理不当便排放,以及室内空气污染(烹调油烟、香烟烟雾、装修材料的挥发性有机物、空调场所的微生物等)。

(三)交通性污染物

交通性污染物来源于汽车、火车、飞机等运输工具排出的尾气、产生的噪声。

二、环境污染对健康的危害

(一) 急性损害

急性损害是指短时间内接触污染物后就引起的损害。常因污染的浓度较高或毒性大而发生,表现为中毒或死亡。如伦敦烟雾事件、洛杉矶光化学烟雾事件(见图 6-1-1)。

(二) 慢性损害

慢性损害是指长期反复接触低浓度的污染物后才引起的损害。由污染物在体内产生的物质蓄积和损伤蓄积所致。如 20 世纪发生于日本的水俣病(见图 6-1-1)和痛痛病。

(三) 远期危害

环境污染对健康的远期危害包括:①致突变,可导致遗传物质的改变,诱发肿瘤、不孕、畸形(见图 6-1-1)或遗传性疾病等。②致癌,可引起人类或动物发生恶性肿瘤,80%~90%的人类恶性肿瘤与环境因素有关。③致畸形,可引起胎儿先天性缺陷。

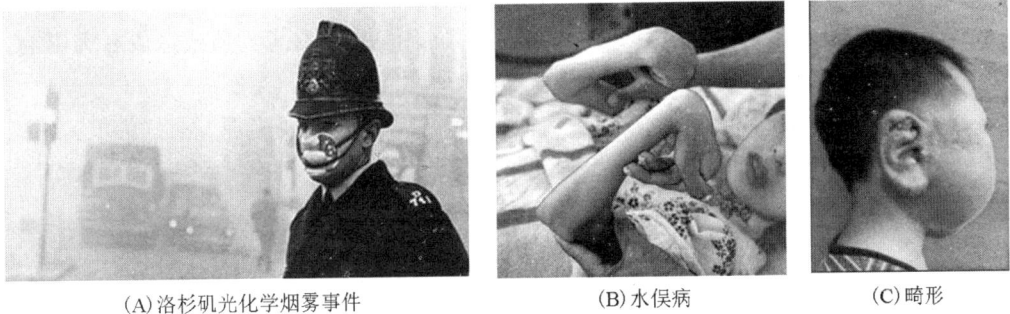

(A)洛杉矶光化学烟雾事件　　　　(B)水俣病　　　　(C)畸形

图 6-1-1　环境污染对健康的危害

三、常见生活环境污染与人体健康

(一) 饮水与健康

1. 常见水污染的种类

常见水污染的种类按污染物的来源可分为以下几种。

(1)生活污水。生活污水是指人类日常生活中产生的废水,主要为粪、尿和洗涤污水。生活污水中主要含有机物、肠道病原菌、病毒和寄生虫卵等。另外,来自医疗单位的污水,如患者的生活污水和医疗废水,也是一类特殊的生活污水(见图 6-1-2)。

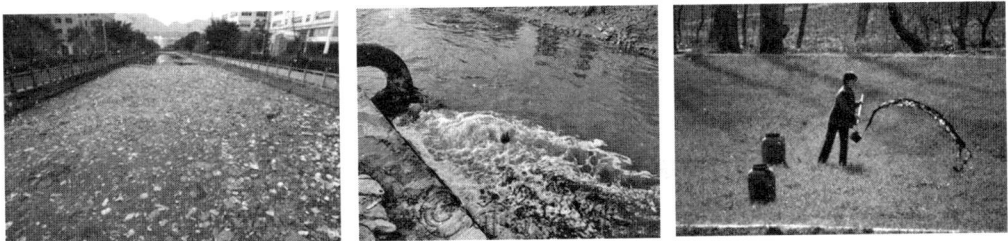

(A)生活污水　　　　(B)工业污水　　　　(C)农业污水

图 6-1-2　常见水污染

（2）工业污水。工业污水主要是指工业排放的废水。对水体污染影响较大的工业废水主要来自冶金、化工、电镀、造纸、印染、制革等领域（见图6-1-2）。

（3）农业污水。农业污水是指农牧业生产排出的污水，以及雨水或灌溉水流过农田表面或经农田渗漏排出的水。农业污水主要含有化肥、农药、粪尿等有机物及人畜肠道病原体等（见图6-1-2）。

2. 饮用水的消毒方法

（1）煮沸。该法较常用，效果可靠，一般肠道传染病病原体、寄生虫卵经煮沸均可杀灭。

（2）紫外线消毒。时间短，灭菌率高，但消毒后无持续杀菌作用，耗资大。

（3）氯化消毒。氯化消毒剂能损害细菌的细胞膜，改变其通透性，而致细菌死亡。

（二）大气与健康

1. 大气污染的来源

按污染物的来源，大气污染源可分为以下两种。

（1）天然污染源。自然界中某些自然现象可向环境排放有害物质或造成有害影响，是大气污染物的一个重要来源，如火山喷发、森林火灾、自然尘等（见图6-1-3）。

（2）人为污染源。人类的生产和生活活动是大气污染的主要来源。大气的人为污染源可概括为四方面：燃料燃烧、工业生产过程、交通运输、农业活动等（见图6-1-3）。

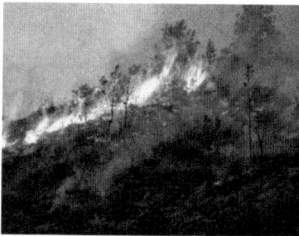 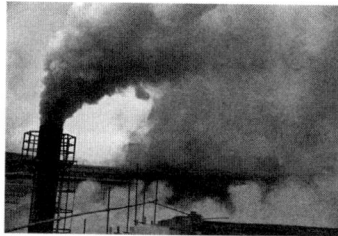 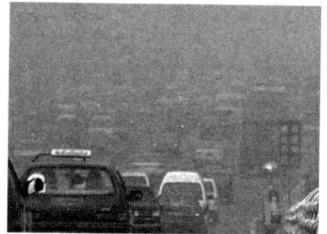

（A）森林火灾　　　　　　　（B）工厂废气　　　　　　　（C）汽车尾气

图6-1-3　常见大气污染源

2. 预防大气污染损害的方法

（1）减少外出。尤其是抵抗力相对较弱的老年人和患有呼吸道疾病的人群更应该减少出行，或在进行户外活动时戴口罩。

（2）限制晨练。由于早晨空气质量很差，尤其是雾霾天气，晨起锻炼时容易诱发呼吸道和心脑血管疾病。

（3）做好个人卫生。外出归来进入室内要洗脸、漱口，换掉外出时穿的衣服。

（4）饮食方面有讲究。多喝水，饮食清淡，多吃新鲜蔬菜、水果，如银耳、梨、萝卜、荸荠等润肺食品。

（三）室内空气卫生与健康

1. 室内空气污染的主要来源

（1）空调。空调仅可调温和部分除湿，而无法达到引进新鲜空气的要求。另外，空调中会积累大量污染物质，使空气中的二氧化碳浓度增高、氧气减少，同时细菌数量增加(见图 6-1-4)。

(2)甲醛。室内空气中的甲醛主要来源于建筑装饰材料、家具以及各种黏合剂、涂料等(见图 6-1-4)。装修材料和家具中含有的甲醛,其释放期可长达 3~15 年。甲醛对人体皮肤和黏膜有强烈的刺激作用,症状有眼睛红肿、畏光流泪、咽干发痒、咳嗽、皮肤干燥发痒等。长期接触甲醛可引起慢性呼吸道疾病。

(3)烹调油烟。做饭与吸烟是室内空气的主要污染源(见图 6-1-4),厨房中的油烟和香烟中的烟雾成分中的许多物质具有致癌性。尤其是冬天在门窗紧闭的环境里吸烟,也让生活和工作在吸烟者周围的人们不自觉地、被动地吸进烟雾尘粒和各种有毒物质。

(4)尘螨。尘螨普遍存在于人类的居住和工作环境中,可引起哮喘、过敏性鼻炎、过敏性皮炎和荨麻疹等。尘螨适宜生长在低温、潮湿、空气不流通的地方。我国北方因开窗少,不常洗衣被,极易滋生尘螨。

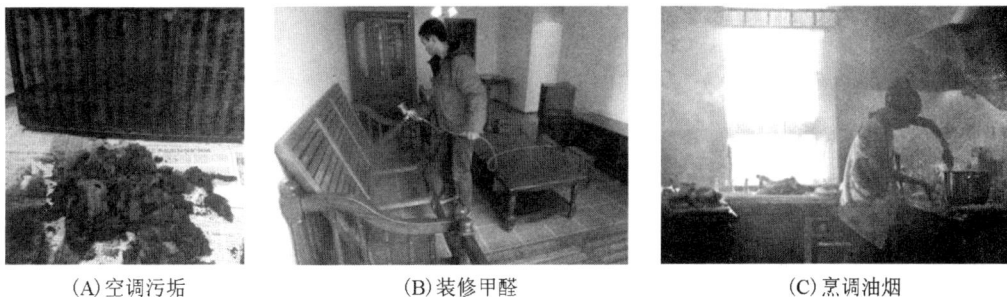

(A)空调污垢　　　　　　　　(B)装修甲醛　　　　　　　　(C)烹调油烟

图 6-1-4 常见室内空气污染源

2. 室内空气的消毒、净化方法

(1)通风法。开窗通风,时间 30 分钟。开窗通风可净化室内空气、消除室内异味,但对空气没有消毒作用。

(2)消毒剂喷雾法。常用的方法有:①3%过氧化氢(又称双氧水)溶液,用量为 20~40mL/m³,关闭门窗 60 分钟后再通风。②0.5%过氧乙酸溶液(1 份过氧乙酸加 30 份水),用量为 20~30mL/m³,关闭门窗 30 分钟后再通风。

(3)消毒剂熏蒸法。将消毒剂加热进行熏蒸,按规定时间关闭门窗,消毒完毕后打开门窗通风换气。常用的消毒剂有:①2%过氧乙酸溶液,用量为 8mL/m³,时间 30~120 分钟;②纯乳酸,用量为 0.12mL/m³,加等量水,时间 30~120 分钟;③食醋,用量为 5~10mL/m³,加热水 1~2 倍,时间 30~120 分钟。

(四)食品卫生与健康

1. 常见的食品污染种类

(1)细菌污染与腐败变质。食品的细菌污染与腐败变质有着直接的关系。经微生物污染后,食品将降低或失去食用价值,如肉、鱼、蛋的腐臭,粮食的霉变,蔬菜、水果的溃烂等,并可引起人的不良反应、食物中毒或传染病(见图 6-1-5)。

(2)霉菌和霉菌毒素。霉菌对食品的污染随处可见,如酱油长白霉、面包长绿色的霉点等,大米、玉米、花生、豆类、薯类等都容易受霉菌的污染(见图6-1-5)。

(3) 农药残留。食品中的农药残留来源一是施用农药对农作物的直接污染,二是农作物从污染的环境中吸收的农药,三是饲料被农药污染而致肉、奶、蛋的农药残留。

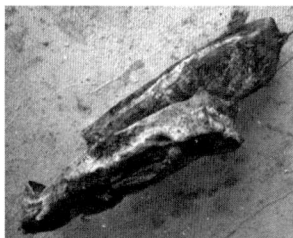
(A)霉变肉

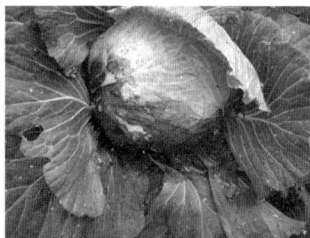
(B)腐败蔬菜

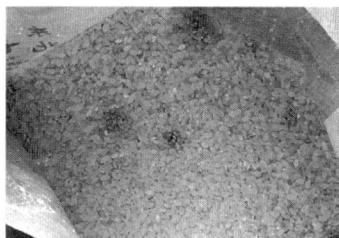
(C)变质大米

图6-1-5 常见食品污染

2. 预防食物污染的方法

(1) 低温保藏食物,如冷藏、冷冻;加热杀菌,如煮沸、高压灭菌、微波加热等。

(2) 安全合理使用农药。对残留在果蔬表面的农药可通过暴晒、清水冲洗或浸泡、加热烹调等方法,减少或去除农药残留。

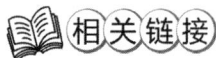
相关链接

生活饮用水的基本卫生要求

(1) 水质纯清透明,无色、无异味、不浑浊,无肉眼可见物。

(2) 不含有病原体和寄生虫卵,以防发生传染性疾病或腹泻。

(3) 不含有毒、有害的化学成分或放射性物质,以防对人体造成急、慢性中毒和任何潜在的远期危害。

第二节 院内感染预防的基本知识

医院是患者较为集中的地方,病原微生物相对集中,为了防止院内疾病的发生和传播,保护易感人群和陪护人员自身避免受到感染,增进患者和他人健康,在病患照护工作中应特别注意预防院内感染。

医院感染又称医院内获得性感染,即指入院时既不存在亦不处于潜伏期,而是在医院内遭受的感染,包括医院获得而出院后发病的感染。根据患者在医院中获得病原体的来源不同,医院感染可分为:①内源性感染,指免疫功能低下的患者由自身正常菌群引起,或在患者身体中的病原体通过移位而引起的感染;②外源性感染,指病原体来自患者体外，即来自住院患者、医务人员、陪护人员或医院环境等。

一、促发因素

(一)主观因素

(1)医务人员对医院感染及其危害性认识不足；

(2)不能严格地执行无菌操作和遵循消毒隔离制度；

(3)医院规章制度不全，致使感染源传播；

(4)缺乏对消毒灭菌效果的有效监测，不能有效地控制医院感染发生。

(二)客观因素

(1)侵入性诊疗增多。一些侵入性诊疗操作如动静脉插管、导尿、气管切开、气管插管、鼻饲管插管等(见图6-2-1)，在操作的同时，可能把外界的微生物导入体内，同时损伤了机体的防御屏障，使病原体容易侵入机体。

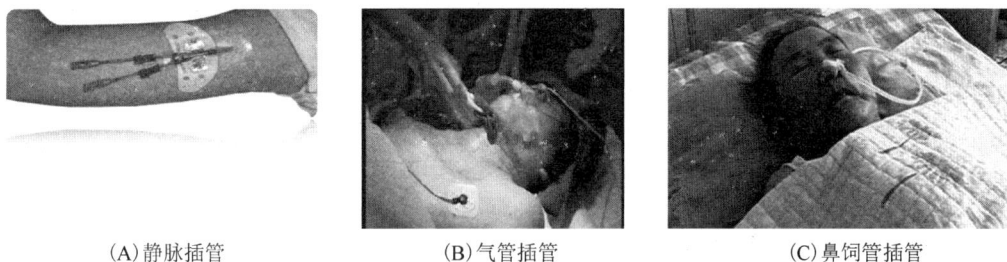

(A)静脉插管　　　　　　　　(B)气管插管　　　　　　　　(C)鼻饲管插管

图6-2-1　常见的侵入性诊疗操作

(2)抗生素的滥用。大量抗生素的开发和普及治疗，使患者体内正常菌群失调，耐药菌株增加，致使病程延长、感染机会增多(见图6-2-2)。

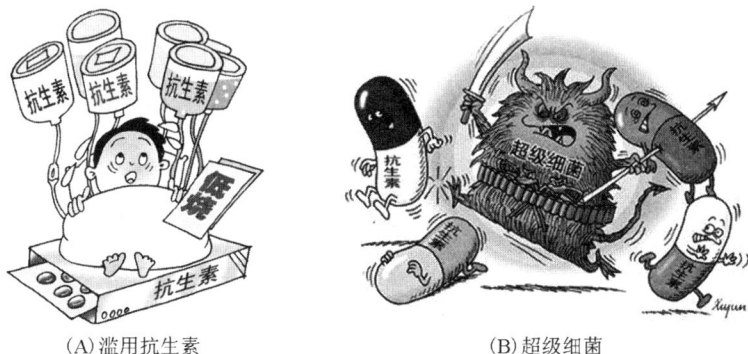

(A)滥用抗生素　　　　　　　　　　(B)超级细菌

图6-2-2　抗生素的滥用

(3)易感人群增加。住院患者中慢性疾病、恶性疾病、老年患者所占比例增加，而这些患者对感染的抵抗力是相当低的。另外，激素或免疫抑制剂的大量使用，致使患者自身免疫功能下降成为易感者，导致医院感染增加。

二、传播特点

医院感染的传播过程包括三个环节,即感染源、传播途径和易感人群(见图6-2-3),三者缺一不可,这是就外源性感染而言。而内源性感染则有所不同,它的传播过程是感染源自身、易位途径和易感生态环境,需从微生态角度进行描述。

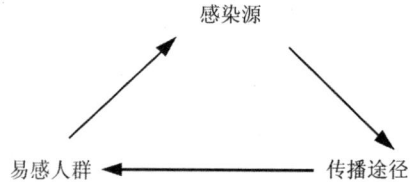

图6-2-3 感染的传播过程

(1)感染源。感染源是指病原微生物自然生存、繁殖并排出的宿主或场所。感染源包括:①感染的患者;②带菌者或自身感染者;③环境贮菌源;④动物感染源。

(2)传播途径。传播途径是指病原体从感染源排出并侵入易感人群的途径。传播途径(见图6-2-4)包括:①接触传播,接触传播包括直接接触传播与间接接触传播,如伤口化脓性感染、感染性腹泻、导尿管感染、手术切口感染、新生儿皮肤感染、破伤风、沙眼、狂犬病、淋病等;②空气传播,如流行性感冒、肺结核、麻疹、腮腺炎、流脑等;③水和食物传播,如伤寒、蛔虫病、甲型肝炎、细菌性痢疾等;④医源性传播,如乙型肝炎、丙型肝炎、艾滋病等;⑤生物媒介传播,如流行性乙型脑炎、疟疾、丝虫病等。

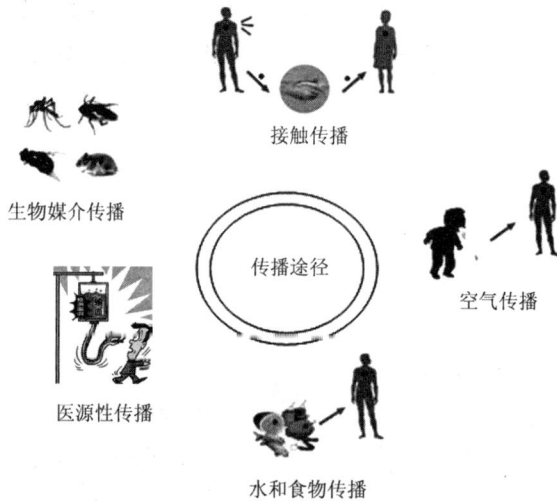

图6-2-4 传播途径

(3)易感人群。易感人群是指对某种病原体缺乏免疫力而易感染的个体。易感人群包括:①机体免疫功能受损者;②婴幼儿及老年人;③营养不良者;④接受免疫抑制剂治疗者;⑤长期使用广谱抗菌药物者;⑥住院时间长者;⑦手术时间长者;⑧接受各种侵入性操作的患者等。

三、预防与控制措施

(一)加强医院感染和感染源的管理,开展医院感染的监测

(1)完善医院感染监控体系,明确职能,实行分级目标管理,责任层层落实,严格考核,共同完成医院感染管理预定的目标。

（2）对医院感染做到早发现、早控制、早指导、早汇报，有效预防和控制医院感染，严格落实医疗质量与安全责任追究制。

（3）医院感染重点部门每月必须开展自查工作并做好记录，确保医疗质量和医疗安全。

（二）加强消毒灭菌的监督管理、医院卫生学监测

（1）进入人体组织或无菌器官的医疗用品必须灭菌，接触皮肤黏膜的器具和用品必须消毒。

（2）定期对医院物品、物体表面及医务人员手消毒效果进行监测，并对各科的治疗室、换药室、配药室以及特殊部门进行细菌培养监测。

（三）加强医务人员手的清洁与消毒

手的卫生是预防和控制医院感染的主要途径，控制感染从手做起。医务人员接触病原物质后，应严格执行标准预防措施，做好职业防护。

（1）手部没有肉眼可见污染时，可使用速干手消毒剂（见图 6-2-5）消毒双手代替洗手。

（2）当手部有血液或其他液体等肉眼可见污染时，应用肥皂液和流动水洗手（见图 6-2-5）。

（3）当医务人员手被感染性物质污染以及直接为传染病患者进行检查、治疗、护理或处理传染病患者污染物之后，应先用流动水冲净，然后使用速干手消毒剂消毒双手。

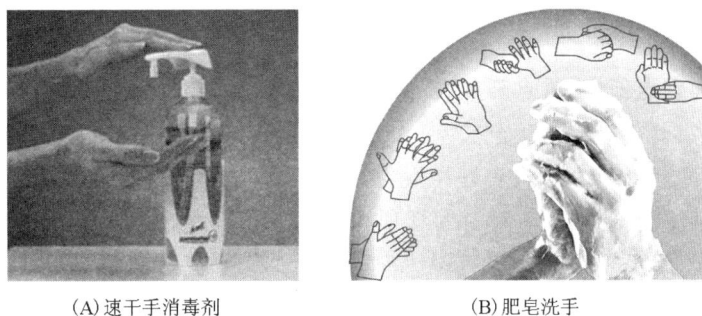

（A）速干手消毒剂 　　　　　　　　　（B）肥皂洗手

图 6-2-5　加强手的清洁与消毒

（四）严格探视与陪护制度，对易感人群实行保护性隔离，开展医院感染的宣传教育

（1）应按照医院规定探视患者。监护室、隔离病房、新生儿病房谢绝探视，特殊情况应按规定穿着探视（见图 6-2-6），传染病员（儿童除外）不得陪护。

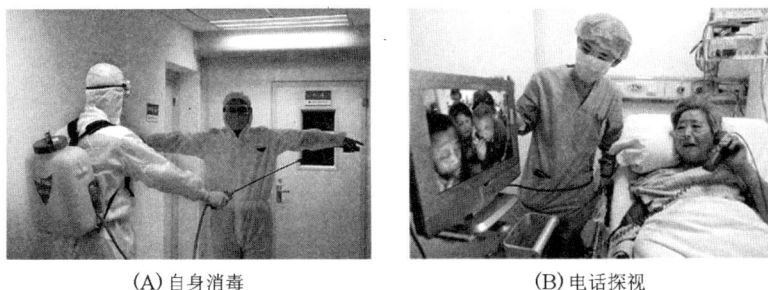

（A）自身消毒 　　　　　　　　　（B）电话探视

图 6-2-6　按照规定探视患者

（2）对易感人群进行预防接种可以保护易感人群，预防传染病。

（3）对医务人员进行医院感染知识培训，对患者进行预防医院感染的宣传教育，增强自我保护意识。

（五）加强一次性无菌医疗用品、临床抗菌药物的管理

（1）使用一次性无菌医疗用品前，必须严格检查外包装是否完好及其有效期等，禁止重复使用（见图6-2-7）。

（2）可重复使用的医疗用品应做到一人一用一消毒，特殊患者应该使用专用的器械和设备，并做到一人一用一灭菌（见图6-2-7）。

（3）据患者病情合理选用抗生素，并在用药期间密切观察药物疗效，以减少耐药菌株的产生（见图6-2-7）。

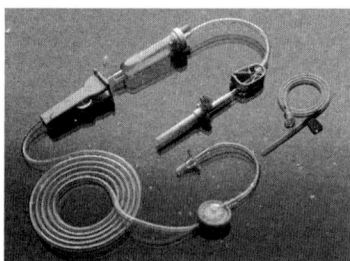

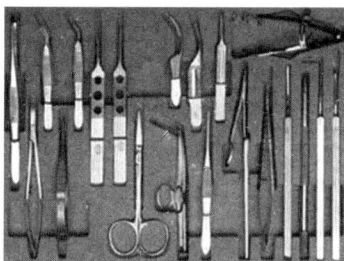

| (A)一次性医疗用品 | (B)可重复使用器械 | (C)禁止抗生素滥用 |

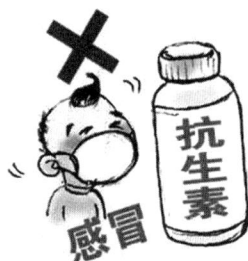

图6-2-7 加强一次性无菌医疗用品、临床抗菌药物的管理

（六）加强重点部门、重点环节、高危人群与主要感染部位的医院感染管理

（1）手术室、内镜室、重症监护室、血液透析室、产房、新生儿病房、烧伤病房、消毒供应室、导管室、门诊和急诊等都是医院感染管理的重点科室，必须加强管理。

（2）加强对医院感染重点环节的管理。①高危人群，如侵入性操作患者、老年人、婴幼儿、免疫力低下者、手术后患者等；②高危因素，如中心静脉插管、泌尿道插管、呼吸机的使用、气管插管、气管切开、激素的使用、放射疗、抗肿瘤治疗、免疫抑制剂的使用等。

（3）加强主要感染部位的管理，如呼吸机相关肺炎、导管相关血流感染、导尿管相关尿路感染、外科手术部位感染等，规范医疗操作，降低感染风险。

（4）及时总结与反馈临床上分离的病原体及其对抗菌药物的敏感性。

📖 相关链接

超级细菌

超级细菌是指对抗生素有超强耐药性细菌的统称。这些超级细菌呈现多重耐药和广泛耐药的特征，对人类的健康已造成极大的危害。针对超级细菌的流行趋势，疫苗是控制超级细菌感染与蔓延的有效手段。肺炎链球菌结合疫苗的使用已经证明疫苗可以降低耐药细菌的感染率以及细菌的耐药率。2015年3月27日，美国政府将加速疫苗研发列入五年国家行动计划。展望将来,随着预防及治疗超级细菌感染的疫苗应用,人类将有效地减少和控制超级细菌的感染。

课后小结

通过本章内容的学习,让学员了解环境污染物的来源及环境污染对健康的危害,水、空气、食品污染与人体健康的关系及其预防措施;了解医院感染概念、医院感染促发因素及传播特点、医院感染的预防与控制措施等。

本章思考题

1. 简述环境污染物的主要来源。
2. 简述如何保持室内空气的卫生。
3. 什么是医院感染?
4. 简述医院感染的预防措施。

(王凤)

第七章　不同疾病对营养摄入及进食要求

🎯学习目标

1. 能说出常见营养素的功能及来源。
2. 能说出中国居民膳食指南及平衡膳食宝塔。
3. 学会食物中毒的预防。
4. 能应用膳食指南及平衡膳食宝塔指导不同疾病患者的营养摄入。

第一节　营养的基本知识

营养是机体摄取食物,经过消化、吸收、代谢和排泄,利用食物中的营养素和其他对身体有益的成分构建组织器官,调节各种生理功能,维持正常生长、发育和防病保健的过程。

一、常见营养素的功能及来源

(一)蛋白质

蛋白质是生命的物质基础,没有蛋白质就没有生命。蛋白质占人体重量的16%～20%,即一个60kg重的成年人,其体内有蛋白质9.6～12kg。常见富含蛋白质的食品如图7-1-1所示。

1. 蛋白质的生理功能

蛋白质是构成人体组织的主要原料,是进行人体组织更新和修复的结构物质,能调节机体正常的生理活动,提供人体正常活动的能量等。

2. 蛋白质的来源

动物蛋白(如鸡蛋、牛奶和各种肉类,见图7-1-2)和植物蛋白(豆类和豆制品,见图

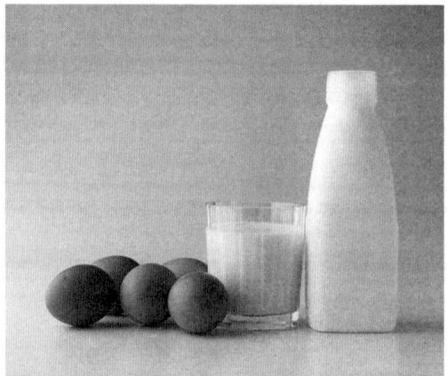

图7-1-1　常见富含蛋白质的食品

7-1-3)是人体所需蛋白的主要来源。

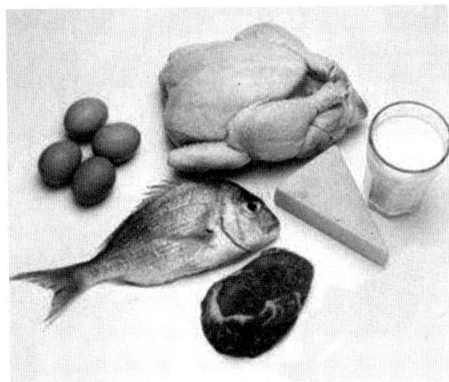

图 7-1-2　常见动物蛋白质

图 7-1-3　常见植物蛋白质

4.蛋白质的推荐摄入量

2000年,中国营养学会重新修订了推荐的膳食营养素摄入量,新修订的蛋白质推荐摄入量中,成年男、女轻体力活动分别为75g/d和65g/d;中体力活动分别为80g/d和70g/d;重体力活动分别为90g/d和80g/d。

(二)脂类

脂类是人体需要的重要营养素之一,它与蛋白质、碳水化合物是产能的三大营养素,在供给人体能量方面起着重要作用。常见富含脂类的食品如图7-1-4所示。

1.脂类的生理功能

脂类是机体内储存能量、供给能量的物质,是构成机体组织和维持机体生理功能的重要物质。脂类的常见生理功能包括维持体温、保护内脏、缓冲外界压力、提供必需脂肪酸等。

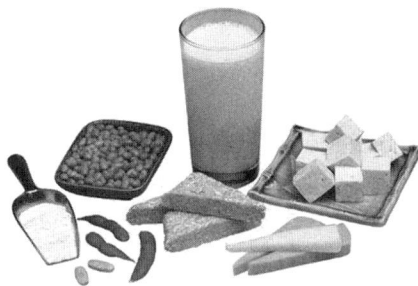

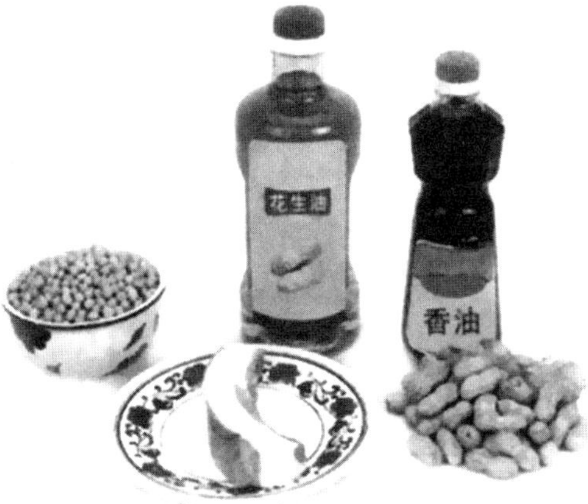

图 7-1-4　常见富含脂类的食品

2.脂类的主要来源

脂肪的主要来源是烹调用油脂和食物本身所含的油脂。食物来源中除食用油脂含约

100%的脂肪外,含脂肪丰富的食品为动物性食物和坚果类(见图 7-1-5、图 7-1-6)。

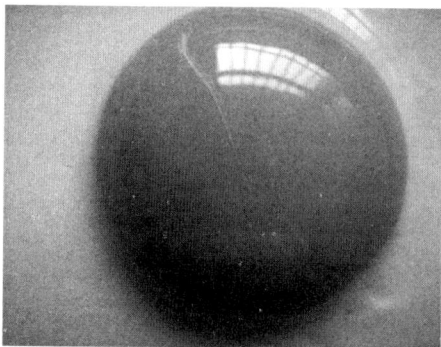

图 7-1-5　蛋黄

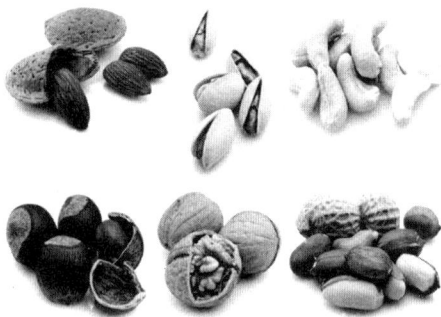

图 7-1-6　常见坚果

3. 脂类的供给量

我国营养学会建议膳食脂肪供给量:成人脂肪能量占总能量的百分比为 20%~30%;儿童及青少年为 25%~30%;婴儿为 35%~50%。

(三) 碳水化合物

碳水化合物又称糖类,主要由碳、氢、氧三种元素所组成。碳水化合物、蛋白质与脂肪同为生物界三大基础物质,为生物的生长、运动、繁殖提供主要能源,是人类生存发展必不可少的重要物质之一。常见富含碳水化合物的食品如图 7-1-7 所示。

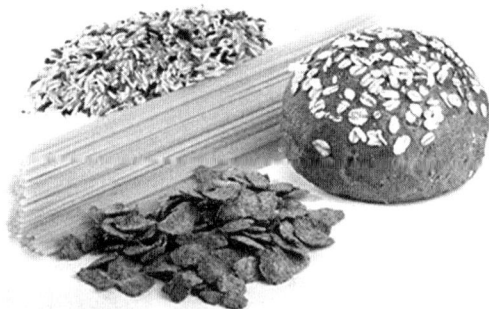

图 7-1-7　常见富含碳水化合物的食品

1. 碳水化合物的生理功能

碳水化合物的生理功能包括:①供给能量,如每克葡萄糖产热 16kJ;②构成细胞和组织;③维持脑细胞的正常功能等。

2. 碳水化合物的主要来源

碳水化合物的含量以植物性食品最多,谷类、豆类、根茎类(如马铃薯、红薯、芋头、藕)等是淀粉的主要来源。在动物性食物中,乳类是乳糖的主要来源。

3. 碳水化合物的适宜摄入量

根据我国居民的饮食习惯,中国营养学会建议,除 2 岁以下的婴幼儿外,其他人群碳水化合物产热量以占总热量的 55%~60%为宜。

（四）维生素

1. 维生素 A

缺乏维生素 A 会得干眼症、夜盲症等。动物肝脏、蛋黄、鱼肝油、黄绿色蔬菜及水果中均含维生素 A。胡萝卜素主要来自植物性食品，如胡萝卜、辣椒、红薯、油菜、杏和柿子等。

2. 维生素 B_1

维生素 B_1 缺乏时，主要损害神经、血管系统，出现脚气病，故维生素 B_1 又称抗脚气病维生素。维生素 B_1 广泛存在于米糠、蛋黄、牛奶、番茄等食物中（见图 7-1-8）。维生素 B_1 易溶于水，在食物清洗过程中可随水大量流失，且经加热后食物中的维生素 B_1 主要存在于汤中。肝损害、酗酒、长期透析等都可造成维生素 B_1 缺乏。

3. 维生素 B_2

维生素 B_2 又名核黄素。维生素 B_2 主要来源于动物性食物，如肝、乳类、蛋类、肉类，以及新鲜绿叶蔬菜，如菠菜、韭菜、油菜等。其主要食物来源有牛奶、蘑菇、菠菜、肝、甜菜、杏仁、牛肝、牛排、奶酪等。

4. 维生素 B_6

缺乏维生素 B_6 可造成贫血。维生素 B_6 广泛存在于各种食物中，如肉类、鱼类、禽类、豆类、全谷类食物以及蔬菜等。

5. 维生素 B_{12}

维生素 B_{12} 缺乏症表现为巨幼红细胞性贫血。维生素 B_{12} 主要来源于动物性食物，在动物内脏中含量最丰富，植物性食物几乎不含维生素 B_{12}（见图 7-1-9）。其主要食物来源有肉类、鱼类、禽类、贝类、奶、蛋、奶酪等。

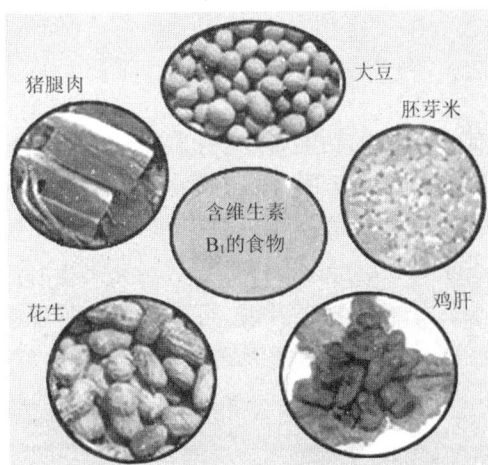

图 7-1-8 常见富含维生素 B_1 的食物

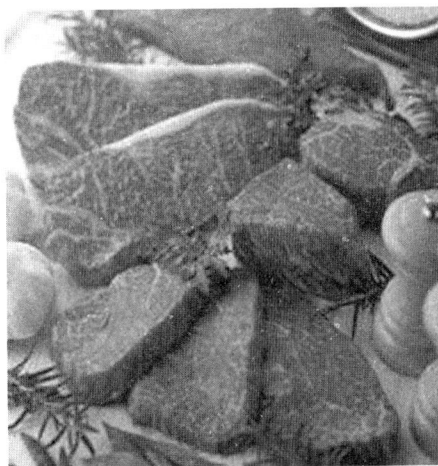

图 7-1-9 常见富含维生素 B_{12} 的食物

6. 维生素 C

缺乏维生素 C 可引起坏血病，故维生素 C 又叫 L-抗坏血酸。维生素 C 主要存在于新鲜蔬菜和水果等中（见图 7-1-10），芦笋、青椒、甘蓝、柑橘类水果、樱桃、枣等中含量最多。在食物烹调过程中,维生素C易遭破坏,故瓜果宜生食。

7.维生素D

维生素D与动物骨骼的钙化有关,故又称钙化醇。它具有抗佝偻病的作用。

维生素D主要存在于海鱼、动物肝脏、蛋黄和瘦肉等中(见图7-1-11)。维生素D还可来源于自身的合成制造,但这需要多晒太阳,接受更多的紫外线照射。

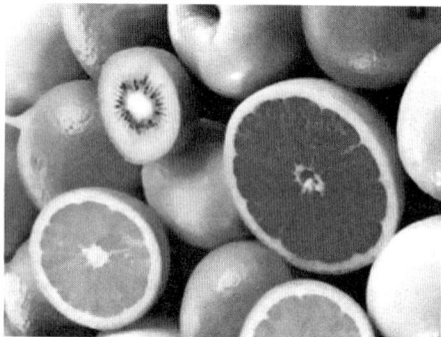

图7-1-10 常见富含维生素C的食物

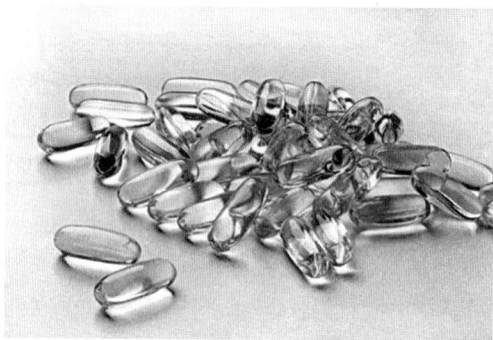

图7-1-11 鱼肝油

8.维生素E

临床上常用维生素E治疗先兆或习惯性流产。

维生素E的来源:广泛存在于天然食物中,含量比较高的食物有各种植物油、坚果类、豆类及海鲜产品。富含维生素E的食物有果蔬、坚果、瘦肉、乳类、蛋类、压榨植物油等。果蔬包括猕猴桃、菠菜、卷心菜、莴苣、红薯、山药等。坚果包括杏仁、榛子、胡桃等。压榨植物油包括向日葵籽油、芝麻油、玉米油、橄榄油、花生油、山茶油等。此外,红花、大豆、棉籽、小麦胚芽、鱼肝油等都有一定含量的维生素E,其中含量最为丰富的是小麦胚芽。

9.维生素K

维生素K属脂溶性维生素,由于它具有促进凝血的功能,故又称凝血维生素。维生素K的来源:绿叶蔬菜是维生素K最好的食物来源,豆油中含量丰富。

10.叶酸

叶酸是胎儿生长发育不可缺少的营养素。孕妇缺乏叶酸有可能导致胎儿出生时出现低体重、唇腭裂、心脏缺陷等。如果在怀孕头3个月内缺乏叶酸,可引起胎儿神经管发育缺陷,而导致畸形。叶酸的来源:在动物肝、肾、蛋类、水果及蔬菜中含量较丰富,肠道细菌也能合成叶酸。

(五)矿物质和微量元素

矿物质又称无机盐,是常量元素与微量元素的总称。常量元素占体重的99.9%,包括碳、氢、氧、磷、硫、钙、钾、镁、钠、氯10种,它们构成机体组织,并在体内起电解质作用;微量元素占体重的0.05%左右,包括铁、铜、锌、铬、钴、锰、镍、锡、硅、硒、钼、碘、氟、钒14种。一旦缺少微量元素就会造成一种以上重要生理功能损伤,如果某种微量元素摄入过多,也可发生中毒。

1. 钙

钙是人体内含量最多的一种矿物质,以无机盐的形式分布。成人体内钙含量约为 1200g,40岁以后钙含量逐渐下降,易发生骨质疏松,女性早于男性。钙可构成骨骼和牙齿,奶和奶制品、小虾皮、海带、豆和豆制品、各种瓜子、芝麻酱和蔬菜等是钙的主要来源(见图 7-1-12)。

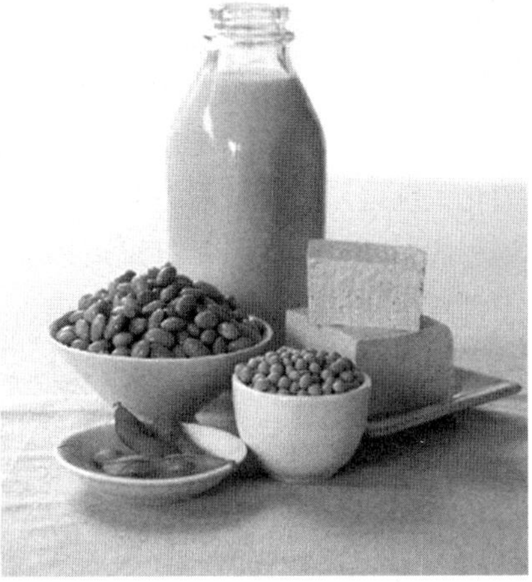

2. 磷

磷约占体重的 1%,体内所含磷 85%～90%存在于骨髓和牙齿中,其中 10%～15%分布在体液和软组织中。磷可构成骨髓和牙齿,并参与多种重要组织的构成等。磷在食物中分布广泛,动、植物性食物都含有丰富的磷。

图 7-1-12　常见含钙食物

3. 铁

铁是人体必需的微量元素中含量最多的一种,也是最容易缺乏的一种。缺铁可导致缺铁性贫血,这是我国主要公共营养问题之一。儿童、青春期少女、孕妇、乳母患缺铁性贫血主要是由于铁摄入不足,需要量增加所致。铁在动物肝脏、动物全血、畜禽肉类、鱼类、黑木耳、蘑菇、芝麻酱等中含量丰富。

4. 碘

碘是人体必需微量元素之一,正常人体内碘含量为 20～25mg,缺碘可引起地方性甲状腺肿大(大脖子病)。我国是缺碘大国,部分地区曾发生甲状腺肿流行,现已采取食盐加碘的方式进行预防。海产品中含碘丰富,如海带、紫菜、海藻等,此外,海鱼、对虾、干贝、海参、海盐中含碘量也较高。

5. 锌

正常人体内锌含量为 2～2.5g,儿童因生长发育迅速而较容易出现缺锌,缺锌容易导致味觉迟钝、食欲减退、异食癖等。动物性食物含锌量高而且容易吸收,植物性食物中锌的利用率低。牡蛎含锌最多,其次是动物肝脏、肾脏、脑,还有牛肉、海产品、蛋类、豆类、谷类等。

6. 硒

硒是人体必需微量元素之一,人体含硒总量为 14～20mg。克山病全部发生在低硒地带,口服亚硒酸钠可以预防克山病的发生。动物肝脏、肾脏、肉类及海产品含硒较多。

7. 铜

铜在生物体内常与蛋白质结合并以酶的形式发挥作用,已知体内有 10 多种氧化酶含铜,如铜蓝蛋白、细胞色素氧化酶、超氧化物歧化酶、赖氨酰氧化酶等。铜蓝蛋白促使二价铁氧化成三价铁,有利于体内储存铁的利用和食物铁的吸收。铜普遍存在于天然食物中,含铜丰富的食物有动物肝、牡蛎、坚果类、豆及豆制品、小麦胚芽等,人体一般不容易缺乏。

(六) 水

水是人类生命的源泉,一旦机体丧失水分 20%,就无法维持生命。成人体液总量约占体重的 60%,血液中 90% 是水分,水是保证人体健康的重要因素。正常人每天需水 2000~3000mL。

(七)膳食纤维

膳食纤维是一般不易被消化的食物营养素,主要来自植物的细胞壁,包含纤维素、半纤维素、树脂、果胶及木质素等。膳食纤维是健康饮食不可缺少的组成部分,纤维在保持消化系统健康上扮演着重要的角色,同时摄取足够的纤维还可以预防心血管疾病、癌症、糖尿病以及其他疾病。纤维可以清洁消化壁和增强消化功能,同时还可稀释和加速食物中的致癌物质和有毒物质的移除,保护脆弱的消化道和预防结肠癌。纤维可减缓消化速度和加速排泄胆固醇,所以可让血液中的血糖和胆固醇控制在最理想的水平。

膳食纤维来源于糙米和胚芽精米,以及玉米、小米、大麦、小麦皮(米糠)和麦粉(黑面包的材料)等杂粮;此外,根菜类和海藻类中含食物纤维较多,如牛蒡、胡萝卜、四季豆、红豆、豌豆、薯类和裙带菜等。膳食纤维是植物性成分,植物性食物是膳食纤维的天然食物来源。

膳食纤维在蔬菜水果、粗粮杂粮、豆类及菌藻类食物中含量丰富。在现代食品领域中,以米糠、麦麸、黑麦、燕麦、豆渣等富含膳食纤维的食物为原料,经过系列加工制取相应的食物纤维产品,这类产品既可开发出直接口服的食疗型纤维制品,又可用作食品添加剂。

二、中国居民膳食指南

为了给居民提供最基本、科学的健康膳食信息,卫生部委托中国营养学会组织专家,制定了《中国居民膳食指南(2016)》。中国居民膳食指南修订专家委员会总结了最新食物与人群健康关系的科学证据,梳理了我国居民主要的营养和健康问题,为改善大众营养、引导食物消费、促进全民健康,《中国居民膳食指南(2016)》中提出了六条核心推荐条目,并提出了平衡膳食宝塔(见图 7-1-13)。

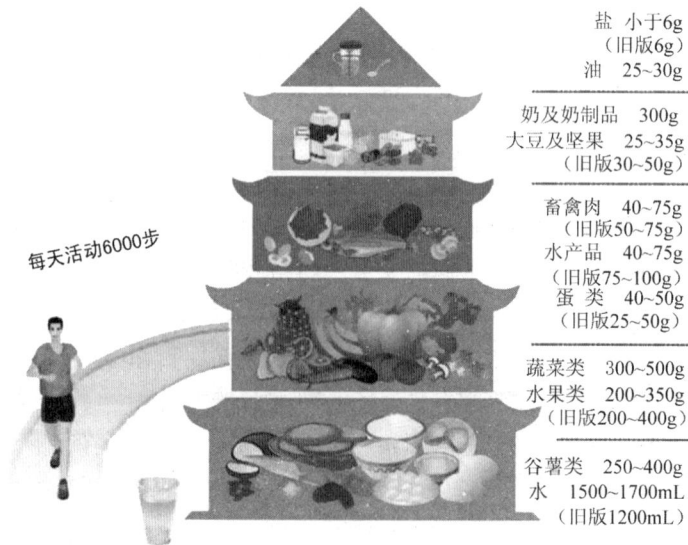

图 7-1-13 中国居民平衡膳食宝塔(2016)

（一）食物多样，谷类为主

每天的膳食应包括谷薯类、蔬菜水果类、畜禽鱼蛋奶类、大豆坚果类等食物。建议每天摄入谷薯类食物250～400g，其中全谷物和杂豆类50～150g，薯类50～150g。建议平均每天摄入12种以上食物，每周25种以上。食物多样、谷类为主是平衡膳食模式的重要特征。

（二）吃动平衡，健康体重

要求居民食不过量，能控制总能量摄入，保持能量平衡。各年龄段人群都应天天运动以保持健康体重，减少久坐时间，每小时起来动一动。推荐每周至少进行5天中等强度身体活动，累计150分钟以上；坚持日常身体活动，平均每天主动身体活动6000步。

（三）多吃蔬果、奶类、大豆

蔬菜、水果、奶类和大豆及制品是平衡膳食的重要组成部分，坚果是膳食的有益补充。蔬菜和水果是维生素、矿物质、膳食纤维和植物化学物的重要来源，奶类和大豆类富含钙、优质蛋白质和B族维生素，对降低慢性病的发病风险具有重要作用。提倡餐餐有蔬菜，推荐每天摄入300～500g，深色蔬菜应占1/2。天天吃水果，推荐每天摄入200～350g的新鲜水果，果汁不能代替鲜果。吃各种奶制品，摄入量相当于每天液态奶300g。经常吃豆制品，每天相当于大豆25g以上，适量吃坚果。

（四）适量吃鱼、禽、蛋、瘦肉

鱼、禽、蛋和瘦肉均属于动物性食物，是人类优质蛋白、脂类、脂溶性维生素、B族维生素和矿物质的良好来源，是平衡膳食的重要组成部分。推荐每周吃鱼280～525g、畜禽肉280～525g、蛋类280～350g，平均每天摄入总量120～200g，优先选择鱼和禽，吃鸡蛋不弃蛋黄，少吃肥肉、烟熏和腌制肉食品。

（五）少盐少油，控糖限烟

居民应培养清淡饮食习惯，少吃高盐和油炸食品，成人每天食盐量不超过6g，每天烹调用油25～30g；控制添加糖的摄入量，每天摄入糖不超过50g，最好控制在25g以下；足量饮水，成年人每天7～8杯（1500～1700mL），提倡饮用白开水或茶水，不喝或少喝含糖饮料；儿童少年、孕妇、哺乳期妇女不应饮酒，成人如饮酒，男性一天饮酒的酒精量不超过25g，女性不超过15g。

（六）杜绝浪费，兴新食尚

珍惜食物，按需备餐，提倡分餐不浪费；学会阅读食品标签，合理选择食品；多回家吃饭，享受食物和亲情；传承优良文化，兴饮食文明新风；食物制备生熟分开，熟食二次加热要热透；选择新鲜卫生的食物和适宜的烹调方式。

三、食物中毒

食物中毒是指患者所进食物被细菌或细菌毒素污染，或食物含有毒素而引起的急性中毒性疾病。食物中毒者最常见的症状是剧烈的呕吐、腹泻，同时伴有中上腹部疼痛。

（一）化学性食物中毒

引起化学性食物中毒的原因主要是误食有毒化学物质，或食入被化学物质污染的食物所致。化学性食物中毒的特征主要有：

（1）发病快，潜伏期较短，多在数分钟至数小时，少数也有超过一天的。

（2）中毒程度严重,病程比细菌性毒素中毒长,发病率和死亡率较高。

（3）季节性和地区性均不明显,中毒食品无特异性,多为误食或食入被化学物质污染的食品而引起,其偶然性较大。

（二）细菌性食物中毒

细菌性食物中毒,是人们吃了含有大量活的细菌或细菌毒素的食物,而引起的食物中毒,是食物中毒中最常见的一类。这类食物中毒的特征主要有:

（1）通常有明显的季节性,多发生于气候炎热的季节,一般以5—10月份最多。一方面,较高的气温为细菌繁殖创造了有利条件;另一方面,这一时期内人体防御能力有所降低,易感性增高,因而常发生细菌性食物中毒。

（2）引起细菌性食物中毒的食品,主要是动物性食品,如肉、鱼、奶和蛋类等;少数是植物性食品,如剩饭、糯米凉糕、面类发酵食品等。

（3）抵抗力降低的人,如病弱者、老人和儿童易发生细菌性食物中毒,发病率较高,急性胃肠炎症较严重,但此类食物中毒病死率较低,预后良好。

（三）食物中毒的表现与救护

食物中毒者最常见的症状是剧烈的呕吐、腹泻,同时伴有中上腹部疼痛。食物中毒者常会因上吐下泻而出现脱水症状,如口干、眼窝下陷、皮肤弹性消失、肢体冰凉、脉搏细弱、血压降低等,最后可致休克。故必须给患者补充水分,有条件的可输入生理盐水。症状轻者让其卧床休息。如果仅有胃部不适,多饮温开水或稀释的盐水,然后将手伸进咽部催吐。如果发觉中毒者有休克症状（如手足发凉、面色发青、血压下降等）,就应立即令其平卧,双下肢尽量抬高并速请医生进行治疗。

📖 **相关链接**

养老服务发展趋势

2013年,全国养老机构膳食与营养学术研讨会在天津举行,会中提出养老机构应提供个性饮食服务,为高龄老人提供科学、营养配餐。中国五大城市老年患者营养风险筛查初步结果表明,养老机构中的老人营养状况最差,大约60%的老人营养不良或存在营养风险,如体重低、营养不好、有慢性病等,其次为住院老人和居家老人。合理营养配餐是老年人健康的重要保障,老年人通过合理膳食,有利于减少疾病,促进健康,延缓衰老。

第二节 不同疾病的进食要求

一、脑卒中

（一）不同病情的进食要求

1.病情稳定,但有不同程度的意识障碍、吞咽困难者

（1）应采用鼻饲法,将易消化的流质状饮食,如浓米汤、豆浆、牛奶、新鲜蔬菜汁、

果汁等分次灌入,或分 5～6 次灌入混合奶 1000～2000mL,所灌入食物以 37～39℃为宜。

(2) 混合奶配制所需原料为:鲜牛奶 600mL,浓米汤 350mL,鸡蛋 2 个,白糖 50g,香油 10g,食盐 3g。配制方法分三步:先把洗干净的鸡蛋磕开,放入干净的容器内,加入白糖、食盐、香油,用筷子搅匀;将鲜牛奶和浓米汤混合煮沸;将制成的鸡蛋混合液倒入煮沸的牛奶米汤中,边倒边用筷子搅拌,即成混合奶。

2. 神志清醒,但进食时有时发生呛咳者

糊状饮食,其饮食内容为蒸蛋羹、肉末菜末稠粥、肉末菜末烂面条、牛奶冲藕粉、水果泥或将饭菜用捣碎机捣烂后给患者食用。

3. 康复期无吞咽困难者

宜以清淡、少油腻、易消化的柔软平衡膳食为主。

(二) 脑卒中患者的饮食原则

(1) 多吃粗粮、杂粮,包括稻谷、小麦、玉米、小米、高粱、荞麦等,及其经过加工碾磨制成的各种米、面。

(2) 经常食用大豆与豆制品。

(3) 养成饮用牛奶的习惯。

(4) 适当食用畜、禽、鱼虾。

(5) 适当吃蛋,多吃蔬菜,常吃水果。

(三) 脑卒中患者的参考食谱

脑卒中患者的参考食谱如表 7-2-1 和表 7-2-2 所示。

表 7-2-1　脑卒中患者参考食谱一

不同时间餐次	食　　谱
早餐	玉米面粥 1 碗(25g 玉米面)、果酱包 1 个(面粉 25g,果酱 15g)、炝黄瓜条 1 小盘(黄瓜 150g)
加餐	牛奶 1 杯(250mL)
午餐	米饭 1 碗(大米 100g)、滑熘鸡肉片木耳莴笋 1 盘(鸡肉 75g,莴笋 150g,木耳适量)、油菜豆腐汤 1 碗(油菜 50g,豆腐 50g)
加餐	香蕉 1 根(150g)
晚餐	馄饨 1 碗(面 50g,肉 25g,西红柿 50g)、花卷 1 个(面 50g)、瘦肉丝炒柿子椒苦瓜 1 盘(肉 50g,柿子椒 50g,苦瓜 100g)
加餐	苹果 1 个(200g)

表 7 - 2 - 2 脑卒中患者参考食谱二

不同时间餐次	食　　谱
早餐	小米粥 1 碗(小米 25g)、小桃酥 1 块(面粉 25g)、拌莴笋丝 1 盘(莴笋 150g)
加餐	豆浆 1 碗(250mL)
午餐	米饭 1 碗(大米 100g)、清蒸鱼块 1 盘(鱼 150g)、素炒菠菜豆芽 1 盘(菠菜 50g,豆芽 100g)
加餐	鸭梨 1 个(150g)
晚餐	牛肉汤面 1 碗(面 100g,牛肉 50g,小油菜 50g)、拌芹菜腐竹丁 1 盘(芹菜 150 个,腐竹 50g)
加餐	苹果 1 个(200g)

(四)脑卒中患者的辅助食疗

脑卒中患者可酌情采用以下食谱进行辅助食疗。

(1)黑木耳 6g,用水泡发,加入菜肴或蒸食。

(2)芹菜根 5 个、红枣 10 个,水煎服,食枣饮汤。

(3)吃鲜山楂或用水泡山楂,加适量蜂蜜,冷却后当茶饮。若中风并发糖尿病,则不宜加蜂蜜。

(4)生食大蒜或洋葱 10～15g 可降血脂,并有增强纤维蛋白活性和抗血管硬化的作用。

(5)中风患者饭后饮食醋 5～10mL,有软化血管的作用。

二、糖尿病

(一)糖尿病患者的饮食原则

糖尿病患者应该严格进行和长期坚持饮食控制。

1. 糖尿病患者不宜吃的食物

糖尿病患者不宜吃的食物如表 7 - 2 - 3 所示。

表 7 - 2 - 3 糖尿病患者不宜吃的食物

类　　别	食物示例
易使血糖迅速升高的食物	白糖、红糖、冰糖、葡萄糖、麦芽糖、蜂蜜、巧克力、奶糖、水果糖、蜜饯、水果罐头、汽水、果汁、果酱、冰淇淋、甜饼干、蛋糕等
易使血脂升高的食物	牛油、羊油、猪油、黄油、奶油、肥肉等
酒类	白酒、啤酒、葡萄酒等

2. 糖尿病患者适宜吃的食物

(1)大豆及其制品。这类食品除富含蛋白质、无机盐和维生素之外,在豆油中还含有较多的不饱和脂肪酸,既能降低血清胆固醇,又能降低血清甘油三酯,所含的谷固醇也有降脂作用。

（2）粗杂粮。如荞麦面、玉米面等中含有多种微量元素、维生素B和食用纤维。实验证明，它们有延缓血糖升高的作用。可用玉米面、豆面、白面按2：2：1的比例做成三合面馒头、烙饼、面条等，长期食用有利于降糖、降脂。

（3）饮食安排。注意餐次的安排，根据患者饮食习惯确定餐次；注意主食、副食在餐次中的分配量；注意粗细食物搭配，干稀食物搭配；注意食物色香味搭配。

（二）糖尿病患者的参考食谱

糖尿病患者的参考食谱见表7-2-4至表7-2-7。

表7-2-4 一般糖尿病患者参考食谱

不同时间餐次		食 谱
早餐	主食	高纤维馒头、高纤维饼等高纤维主食
	副食	煮鸡蛋或荷包蛋一个 淡豆浆、牛奶或小米粥任选一种 凉拌蔬菜
午餐	主食	高纤维大米饭、高纤维馒头、高纤维面条或其他高纤维主食
	副食	瘦肉、鱼、鸡、鸭等可根据个人喜爱情况选择 清炒蔬菜、凉拌蔬菜、豆制品等
晚餐	主食	高纤维馒头、高纤维大米饭等高纤维主食 喜欢喝粥者可根据个人习惯选择小米粥、绿豆粥、红小豆粥等
	副食	蔬菜、豆制品等 瘦肉、鱼、鸡、鸭等可根据个人喜爱情况选择

表7-2-5 肥胖型糖尿病患者参考食谱

不同时间餐次		食 谱
早餐	主食	高纤维馒头、高纤维花卷50～100g(干品)
	副食	豆浆200～300mL 凉拌蔬菜100～150g
午餐	主食	高纤维大米饭、高纤维馒头或其他高纤维主食75～100g(干品)
	副食	瘦肉或鱼、鸡、鸭等不超过50g 蔬菜200～250g,清炒或者凉拌
晚餐	主食	高纤维馒头、高纤维大米饭、高纤维饼等其他高纤维主食50～100g(干品) 小米粥、绿豆粥、红小豆粥等,任选一种,每餐25g(干品)
	副食	瘦肉不超过25g 蔬菜200～250g,清炒或凉拌

表7-2-6　糖尿病性高血压患者参考食谱

不同时间餐次	食　谱
早餐	馒头 50g、牛奶 200g、腐乳 1 块、煮鸡蛋 1 个(鸡蛋 50g)、海米拌蔬菜(海米 10g,蔬菜 100g)
加餐	鸭梨 100g
午餐	米饭 100g、肉丝炒芹菜(瘦猪肉 50g,芹菜 100g)、海带豆腐汤(豆腐 200g,水发海带 50g)
加餐	苹果 100g
晚餐	小米粥(小米 25g)、馒头 75g、清蒸鲤鱼(鲤鱼 100g)、炒小油菜(小油菜 300g)

表7-2-7　糖尿病性肾病患者参考食谱

不同时间餐次	食　谱
早餐	小麦淀粉饼 50g、牛奶麦片粥(牛奶 50mL,麦片 25g)、拌黄瓜 100g
加餐	香蕉 100g
午餐	大米粥(大米 100g)、西红柿炒鸡蛋(西红柿 100g,鸡蛋 50g)、素炒油菜(油菜 100g)
加餐	苹果 50g
晚餐	肉丝炒小麦淀粉面片(小麦淀粉 100g,精肉 30g)、拌蔬菜(蔬菜 100g,粉丝 10g,虾仁 10g)、炒苦瓜(苦瓜 100g)

三、老年痴呆

(一) 老年痴呆患者的适宜饮食

1. 维生素 B_{12} 和叶酸

富含维生素 B_{12} 的食物有香菇、大豆、鸡蛋、牛奶、动物肾、各种发酵的大豆制品等,富含叶酸的食物有绿叶蔬菜、柑橘、西红柿、菜花、西瓜、菌类、牛奶、动物肝肾等。每天将这两类食物各选几种互相搭配,动植物兼备,轮流食用,有益于对疾病的控制。

2. 卵磷脂

富含卵磷脂的食物如鱼脑、蛋黄、猪肝、芝麻、大豆及其制品、山药、蘑菇、花生等。每天轮流选用其中的两三种,动植物搭配,坚持食用,就可使神经细胞释放出乙酰胆碱,提高记忆力,延缓细胞衰老。

3. 大豆及其制品

大豆及其制品如豆浆、豆腐、豆皮、豆腐乳等,每天坚持食用其中的一两种,即可补充类雌激素。

(二) 老年痴呆患者的参考食谱

老年痴呆患者的参考食谱如表7-2-8和表7-2-9所示。

表 7 - 2 - 8　45 岁中年人参考食谱(男性)

不同时间餐次	食　谱
早餐	小米粥(小米 50g)、花卷(标准粉 50g)、咸鸭蛋(50g)
午餐	大米饭(粳米 150g)、肉末炒豌豆(肥瘦猪肉 30g,豌豆 100g,植物油 5mL,味精、盐各适量)、肉丝炒芹菜(瘦猪肉 20g,芹菜 150g,植物油 5mL,味精、盐各适量)、虾皮黄瓜汤(黄瓜 50g,紫菜 2g,虾皮 8g,植物油 1mL,精盐适量)
晚餐	馒头(标准粉 150g)、葱爆羊肉(瘦羊肉 50g,大葱 25g,植物油 6g,盐适量)、素拌菠菜(菠菜 150g,麻酱 10g,味精、盐各适量)、丝瓜汤(丝瓜 25g,面筋 20g,香菜适量)
晚点	西瓜 200g

表 7 - 2 - 9　60 岁老年人参考食谱

不同时间餐次	食　谱
早餐	馒头(标准粉 40g)、牛奶卧鸡蛋(牛奶 250g,鸡蛋 40g)
午餐	烙春饼(标准粉 70g)、炒合菜(猪肉 25g,绿豆芽 100g,菠菜 100g,韭菜 20g,粉条 20g,植物油 10mL,酱油、盐各适量)、红豆小米粥(小米 5g,红豆 15g)
晚餐	米饭(粳米 150g)、香菇烧小油菜(小油菜 200g,香菇 10g,植物油 15mL,高汤、葱、姜、料酒、盐各适量)、炒胡萝卜丝(肥瘦猪肉 10g,胡萝卜 50g,冬笋 50g,植物油 5mL,姜、酱油、盐各适量)、菠菜紫菜汤(菠菜 50g,紫菜 10g,鸡汤、料酒、味精、盐各适量)
晚点	橘子 50g

四、帕金森病

(一) 帕金森病患者的饮食原则

(1) 缺钙可以引起抽搐、震颤,补钙可以缓解帕金森病的症状。钙是骨骼构成的重要元素,因此对于容易发生骨质疏松和骨折的老年帕金森病患者来说,每天喝一杯牛奶或者酸奶是补充身体钙质的极好方法。

(2) 蚕豆(尤其是蚕豆荚)中含有天然的左旋多巴,在帕金森病患者的饮食中加入蚕豆,能使患者体内左旋多巴和卡比多巴复合药物(如息宁)的释放时间延长。

(3) 多吃谷类和蔬菜水果。从谷类中主要能得到碳水化合物、蛋白质、膳食纤维和维生素 B 等营养,并能获取身体所需的能量。碳水化合物通常不影响左旋多巴的药效。

(4) 限制蛋白质的摄入。每天摄入大约 50g 的肉类,选择精瘦的畜肉、禽肉或鱼肉。一个鸡蛋所含的蛋白质相当于 25g 精瘦肉类。为了使白天的药效更佳,也可以尝试一天中只在晚餐安排蛋白质丰富的食物。

（二）帕金森病患者的参考食谱

帕金森病患者的参考食谱见表7-2-10和表7-2-11。

表7-2-10　帕金森病患者一日参考食谱

不同时间餐次	食　谱
早餐	牛奶250mL、发糕(面粉50g)、拌二丝(胡萝卜丝50g、白萝卜丝50g)
午餐	米饭(大米100g)、肉丝炒青椒(瘦猪肉25g、青椒25g)
加餐	苹果或梨50g
晚餐	大米粥(大米50g)、馒头(面粉100g)、醋熘土豆丝(土豆150g)

表7-2-11　帕金森病患者推荐食谱

不同类型	食谱	适用对象	食用方法
枣仁龙眼汤	龙眼肉、炒枣仁各15g。将龙眼肉、炒枣仁加入水煮成汤,再加入适量白糖搅匀即成	对久患帕金森病、气血亏虚者有补益作用	每日两次,早晚服用
沙棘菊花饮	沙棘50g,菊花10g。将沙棘、菊花洗净后共同煎汤	适用于帕金森病合并高脂血症患者	每日两次,可早晚各服用一次,也可代茶饮
陈皮砂仁酸枣粥	陈皮5g,砂仁10g,酸枣15g,粳米适量。将砂仁先煮成汤,再放入粳米、酸枣煮成粥后放入陈皮,稍混合即可食用	对帕金森病患者具有镇静作用	每日两次,早晚服用

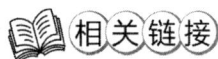

📖 **相关链接**

中国养老产业的发展趋势

目前,我国65岁以上老年人口已经超过1.38亿,占总人口的10.1%(数据来源:《中国统计年鉴2015》),远高于7%这一老龄化衡量指标。随着老年人口的不断增加,加之国家老年社会保障的完善和消费水平的升级换代,养老服务业逐渐被市场认可。

一、产业发展趋势

在老龄化时代和消费时代的大背景下,养老服务业前景十分可观,我们认为养老服务产业总体呈现多元化、市场化和社区化三大发展趋势。

1. 养老服务内容向多元化发展

随着时代需求的演变,养老服务已经脱离了本身的老年照顾、生活服务为主的含义。如今的养老服务是个包罗万象的综合性服务,涉及医疗、商贸、旅游、咨询、管理、文化、地产等诸多内容,主要可以理解为养老服务和养老地产的结合。养老服务为养老地产提供服务功能,养老地产为养老服务提供项目载体,分别表现在服务层面和居住层面满足不同年龄段的老人的养老需求。

在养老服务方面,按照服务的功能其可分为三大类:医疗服务、生活服务、辅助性服务,具体内容如图1所示,主要围绕老年人的"吃、穿、用、行、医",出现的类型有护理服务、康体服务、家政服务、用品商贸、老年教育、金融咨询等。同时,养老地产也出现了多种形式,例如养老院、托老所、护理院、独立式住宅、老年公寓、老年养生社区等。

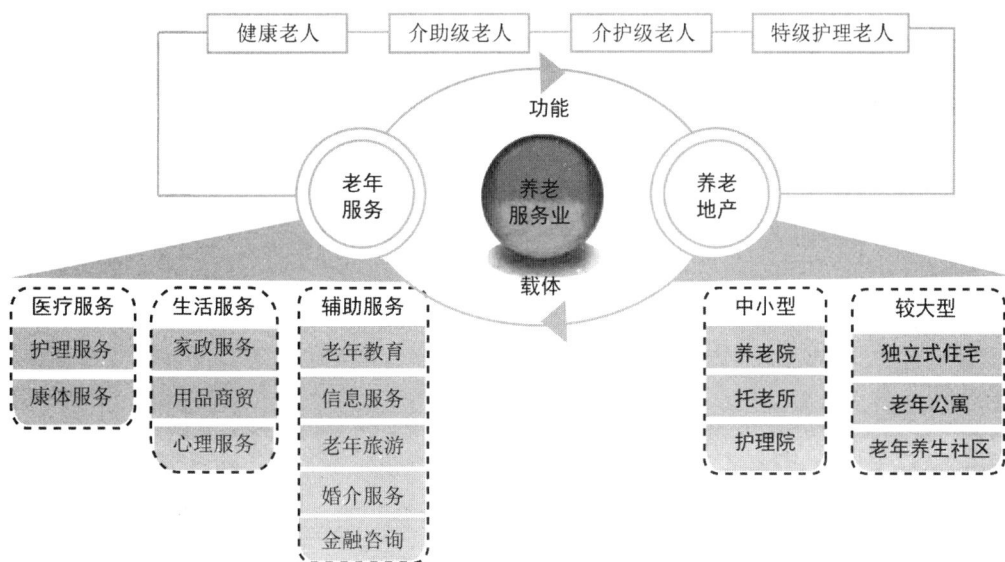

图 1　养老服务业产业内涵

2. 社会养老服务向市场化发展

养老服务一直以来就是社会保障型事业,但是随着社会进步以及产业链条的细分深化,政府承担的养老服务重担逐渐交还市场,养老服务开始走向公益性和营利性平衡发展的道路,成为国民经济的重要增长点。

其一,从市场表现来看,目前我国的养老服务主要由政府主导,但是市场资本不断瞄准这块巨大的蛋糕,开始进入市场化的开发运作,如大连第一家养老超市、上海纯市场化亲和源养老地产、青岛的日式养老培训基地等。这些新业态的出现,体现了我国养老服务不但在种类上创新增加,还在模式上积极突破,同时在合作上加强汲取先进国家经验,使得养老服务的发展蒸蒸日上。

其二,从政府支持来看,通过制定各项优惠政策,鼓励养老服务市场化,引入多方资源参与社会养老服务体系。一方面,改善民生、扩大就业、提高我国整体养老服务水平;另一方面,利用市场手段,为提供养老服务的机构带来经济效益,在实现社会效益的同时,也实现经济效益。

3. 传统家庭养老向社区化发展

受代际生活习惯及老年人对自身生活水平要求的影响,越来越多的受教育程度高、退休金多的中高收入老年人,开始愿意尝试且逐渐接受现代养老模式。

在传统家庭养老功能逐渐弱化的社会背景下,社区养老模式更加凸显了优势。社区养老符合老年人的地缘文化观念,在家庭辐射半径下享受养老服务更加贴合老年人"恋家"的情感需求,同时开放利用社区资源,搭建了家庭与社区共同养老的桥梁,减少资源的浪费,满足老年消费的需求。在未来的社区,老龄工作将与第三方养老服务对接,相互结合搭配,充分发挥国家对养老领域的扶持政策,同时以第三方服务弥补社区专业养老的服务缺口。

二、企业投资特征

中国"未富先老"的社会状态,逐渐点燃了养老产业的投资热情。根据我们对养老服务业的观察,虽然我国的养老大消费时代还未来临,但是企业家凭借其敏锐的嗅觉早已在行业内提前布局,呈现出多种投资特征。

1. 投资领域:"服务"+"地产"

(1)全过程的养老服务。从老年服务到临终护理的全链条养老,满足健康老人、介助级老人、介护级老人、特级护理老人的全方位养老服务需求。老年人对养老服务需求的增加促进了养老服务细分方向的发展,不断促进了新型养老服务的成长。其中养老护理服务、老年日用品领域、养老文化娱乐、养老金融保险、老年教育市场等都是投资的重点方向,渗透老年人的产品需求、服务需求、人际需求、精神需求、个人价值、社会价值六大功能需求。

(2)多样化的养老地产。养老地产按机构类型可分为养老机构、养老社区、综合性养老基地。养老地产按其主要开发模式可分为以下几种类型:其一是候鸟式养老,主要针对季节性养老人群,如去南方过冬、去海边避暑等(如候鸟式养老健康城);其二是活力型养老,主要针对身体较为健康刚步入养老队伍的老年人,他们更需要的是富有活力的生活方式;其三是农家式养老,寄住在农家庭院里,享受优美的环境以及怡然自得的农家乐生活状态;其四是高端型养老,主要针对外籍人的父母以及国内的"三高"(高干、高知、高收入)老人,为其提供优越的生活、居住以及养老服务条件;其五是医护型养老,主要针对疾病老年群体提供治疗疗养功能。

2. 投资主体:"内资"+"外资"

据估算,我国养老市场规模在 2014 年约为 4 万亿元,2030 年有望增至 13 万亿元(数据来源:中国社科院老年研究所)。近年来,国内资本中的传统地产开发商(目前有80 多家房地产企业进入了养老地产的领域,如万科、保利、远洋、复兴等)、险资公司(如泰康人寿、中国人寿、太平保险等)、上市公司(如海航、凤凰股份、雅戈尔等)纷纷高调宣布进军养老产业,不少央企(如中石化、首钢、中信等)也纷纷布局养老产业。

同时,受市场前景吸引,众多外资养老企业也纷纷瞄准中国市场,试图在中国打开"银发产业"蓝海。如在老年用品方面,美国雅培制药有限公司开始关注中国老年营养饮品研究,金佰利公司已开始挖掘国内纸尿裤市场。在养老地产方面,国内首家中外合资经营性养老服务机构上海凯姜展老年护理有限公司、日本维斯福祉有限公司等都在中国加紧布局。

3.投资模式:"资本"＋"运营"

综观养老产业投资情况,其主要的投资模式为资本输出和运营管理输出。国内外的保险业、房地产业、银行业、风投机构以及其他投资机构,成为养老产业注资的主要力量。

伴随着养老地产开发的逐渐成熟,养老服务运营机构也应运而生,与养老地产相辅相成、融合发展。我国传统养老机构主要由政府主办,而随着老年人口的增多,养老市场不断扩大,养老机构专业运营企业也在不断增多。

(来源:中国养老网)

课后小结

通过本章内容的学习,学员了解了常见营养素(蛋白质、脂类、碳水化合物、维生素、矿物质和微量元素、水、膳食纤维等)的功能及来源,熟悉一般人群膳食指南、食物中毒的救护,以及不同疾病(如脑卒中、糖尿病、老年痴呆、帕金森病等)的饮食原则与参考食谱。

本章思考题

1.简述营养、膳食的含义及其对健康的影响。

2.膳食纤维的主要生理功能有哪些?

3.简述叶酸的主要生理功能及缺乏症。

4.《中国居民膳食指南(2016)》的内容有哪些?

(郭玲玲)

第八章　常见疾病患者的照护知识

学习目标

1. 能说出各系统疾病的一般照护常规。
2. 能说出各系统疾病主要症状的照护。
3. 能说出各系统疾病手术前后的照护措施。
4. 能说出妊娠期、产褥期常见症状及妇科疾病的常见症状。
5. 能对妇产科疾病的常见症状实施照护措施。
6. 能说出儿童的年龄分期及各期特点。
7. 能说出儿科常见疾病的名称。
8. 能应用相关知识对患儿进行一般照护。

第一节　内科常见疾病照护常规

一、呼吸系统疾病一般照护常规

（一）一般照护

（1）保持病室安静、空气流通、病室温度及湿度适宜。

（2）体位安置。危重患者安静卧床休息，胸痛者取患侧卧位（气胸患者除外），大咯血者取平卧，头偏向一侧，呼吸困难者半卧位，吸氧者保持氧气管道通畅。

（3）饮食照护。遵医嘱给予合理饮食，给予高热量、高蛋白、高维生素、易消化饮食。戒烟酒，避免接触花粉。中度和重度患者提供流质饮食或半流质饮食，以免因咀嚼与吞咽带来的呼吸困难加重。

（4）病情观察。随时观察患者的体温、脉搏、呼吸、血压、神志等变化。观察呼吸困难的程度。观察咳痰、咯血的量、颜色等（少量咯血，每日咯血量在 100mL 以内；中等量咯血，每日咯血量 100～500mL；大量咯血，每日咯血量 500mL 以上或一次咯血量大于 300mL，应注意有无窒息先兆表现）。

（5）保持口腔清洁，既可防止呼吸道感染，又可去除口腔异味。

（6）心理照护。呼吸困难的患者会产生紧张,甚至出现焦虑与恐惧情绪。多与患者及家属沟通,给予精神上的安慰,消除紧张情绪。

（7）保持呼吸道通畅。指导患者正确咳嗽咳痰、深呼吸锻炼(气胸者除外)和拍背排痰等。

（8）教会患者呼吸功能锻炼的方法。①腹式呼吸:患者取立位(体弱者可取坐位或仰卧位),一手放于腹部一手放于胸前,吸气时尽力挺腹,胸部不动,呼气时腹部内陷,尽量将气呼出,每分钟呼吸 7～8 次。如此反复训练,每次 10～20 分钟。②缩唇呼吸:用鼻吸气用口呼气,呼气时口唇缩拢似口哨状,持续慢慢呼气,同时收缩腹部,吸气与呼气时间之比为 1∶2 或 1∶3,以增强呼吸肌的活动功能。

（9）药物照护。协助护士正确按时给患者服药。

（二）主要症状照护——咳嗽、咳痰

咳嗽是机体积极应对疾病的表现,是当呼吸道及肺部受到各种病原微生物感染后,呼吸道黏膜被刺激,分泌物增多引起的防御性反射动作;咳痰是借助支气管黏膜上皮纤毛运动、支气管平滑肌的收缩和咳嗽反射,将下呼吸道的分泌物经口排出体外的动作,从而减轻致病因素对呼吸道的侵害。

1. 病情观察

密切观察咳嗽、咳痰的表现和变化,及时收集和评估痰液的性质、量及颜色,并做好记录。

2. 一般照护

提供患者舒适和安静的休息环境,室内保持空气新鲜,维持适宜的温度和湿度,减少各种不良刺激;对于慢性咳嗽、痰液较多的患者要及时补充营养,遵医嘱协助护士给予高热量、高蛋白、高维生素、易消化的饮食,弥补疾病对营养素的消耗,增强抗病能力;避免呼吸感染、尘埃和烟雾的刺激,避免过度劳累,注意保暖。

3. 促进有效的排痰

（1）深呼吸和有效咳嗽。鼓励并指导患者进行有效的咳嗽排痰,患者取坐位或半卧位,屈膝,上身前倾,双手抱膝,深呼吸,在呼气约 2/3 时咳嗽,重复数次。对咳痰乏力者用双手压迫其下胸部和上腹部(有伤口者,将双手轻轻按住伤口两侧),嘱其用力咳嗽,可以加强膈肌反弹的力量,排痰的效果较好。

（2）叩背和震动。时间最好选择在餐前 1～2 小时或餐后 2 小时进行,2～4 次/天,治疗前先行雾化吸入 20 分钟。叩击患者的背部和震动,间接地使附着在支气管壁的痰液松动脱落,易于咳出。叩背操作时,患者取坐位或侧卧位,操作者将五指并拢,掌指关节屈曲,指腹与大小鱼际肌贴紧,以腕关节用力,有节律地自下至上、自边缘到中央,轻轻叩打背部,同时嘱患者深呼吸。叩背时用力不宜过猛,防止肋骨骨折、肺泡破裂等意外发生,同时要观察患者的面色、呼吸等情况。

（3）定时翻身。定时给患者翻身,可促进痰液的排出,防止肺泡萎缩和肺不张,利于肺部炎症的吸收好转。翻身时宜缓慢进行,同时配合拍背,将患者逐步翻至所需体位。

（4）湿化痰液。①补充水分,鼓励患者多饮水;②超声雾化吸入,应用超声医用雾化器吸入;③氧气湿化。

（5）体位引流。

4. 药物照护

协助护士正确按时给患者服祛痰剂、止咳药等,同时观察药物的疗效和相关不良反应。

二、心血管系统疾病一般照护常规

（一）一般照护

（1）休息及卧位。重症患者绝对卧床休息,病情稳定者逐渐恢复床上活动乃至下床活动,长期卧床者每2小时更换体位,心功能不全者安置半卧位或端坐位。保证足够睡眠。

（2）饮食照护。遵医嘱给予饮食,少量多餐、避免刺激性饮食。高血压、冠心病、心功能不全患者限制钠盐的摄入。

（3）病情观察。观察生命体征变化,了解患者有无胸闷、胸痛、心慌气急等,并观察疼痛的部位、性质、持续时间,有病情变化及时通知医护人员。

（4）氧疗照护。心血管系统疾病一般均需吸氧治疗,观察氧气导管是否通畅、症状有无改善等情况,不能随便调节氧流量。

（5）排泄照护。卧床患者应多食蔬菜、水果及富含纤维的食物,养成每日排便习惯。对危重患者记录24小时尿量,定时测体重。

（6）生活照护。对心功能不全、急性心肌梗死、严重心律失常、急性心肌炎患者,协助其生活起居及个人卫生。

（7）心理照护。多与患者沟通,做好安慰工作,关心、体贴、鼓励患者,避免任何精神刺激,协助患者改善各种不利于疾病治疗的生活习惯和嗜好。

（8）药物照护。协助护士正确按时给患者服药。

（二）主要症状照护——心悸

心悸是一种自觉心脏跳动的不适感或心慌感。针对引起心悸的病因,照护显得非常重要,对生理因素和精神因素引起者以心理照护为主。

1. 一般照护

患者应休息,保持情绪稳定;饮食宜清淡,限制烟酒、咖啡、浓茶等;患者衣服宜宽松。

2. 病情观察

心悸一般无危险性,但少数有严重心律失常的心悸患者可发生猝死,因此注意监测患者的心率、心律等。协助心律失常患者定时、定量服用抗心律失常药物,发现异常及时与医护人员联系。

3. 心理照护

（1）鼓励患者用语言表达焦虑。关心患者,取得患者的信任,使患者充分表达自己的感受。

（2）指导患者自我放松，如听轻音乐、看电视、与病友聊休闲话题等。

（三）主要症状照护——心源性胸痛

心源性胸痛是指因心血管疾病而引起的胸痛。

（1）一般照护。嘱患者绝对卧床休息，保持氧气管道通畅。

（2）镇静、镇痛、稳定患者情绪。根据不同病因采取相应的镇痛措施。

（3）病情观察。注意观察患者的心源性胸痛是否加重或缓解以及生命体征、意识状态等，随时评价镇痛效果。

三、消化系统疾病一般照护常规

（一）一般照护

（1）休息。危重患者或行特殊治疗患者应绝对卧床休息，急性上消化道出血期间患者取平卧位，头偏向一侧，以免呕吐物误入气管引起窒息，轻症及重症恢复期患者可适当活动。

（2）饮食照护。遵医嘱给予合理饮食。注意饮食卫生，定时进餐，少食多餐，饮食宜清淡易消化，避免过冷、过热、过酸等刺激性的食物。肝功能显著损害并有血氨偏高者，限制或禁止蛋白质摄入，食管胃底静脉曲张者给予无渣的软食，消化道急性活动性出血期间禁食。戒烟、戒酒。

（3）病情观察。注意有无恶心、呕吐、腹痛、腹胀、腹泻、呕血、黑便、黄疸、吞咽困难等症状；重点观察呕血和黑便的量及性状等情况，并做好记录。

（4）心理照护。做好患者及家属的安慰工作，避免不良因素的刺激，缓解患者紧张、烦躁不安、焦虑、恐惧、悲观等心理反应。

（5）药物照护。协助护士正确按时给患者服药。

（二）主要症状照护——恶心与呕吐

恶心是上腹部一种欲吐的不适感，常为呕吐的先兆。呕吐是胃内容物反流入食管，经口吐出的一种反射动作。呕吐是机体的一种防御反射，有一定的保护作用，但频繁而剧烈的呕吐可引起脱水、电解质紊乱、酸碱平衡失调、营养障碍等并发症。

1. 一般照护

（1）体位。呕吐时协助患者取坐起或侧卧位，膝部弯曲，使其头部偏向一侧，取容器接呕吐物；昏迷患者应尽可能吸尽口腔呕吐物，避免呕吐物被不慎吸入气道引发窒息。

（2）饮食。一般应暂时禁食，疑有肠梗阻时，应禁食、禁水并协助护士做好胃肠减压的照护。对不能经口补充营养、水电解质的患者，通过静脉输液给予补充。

（3）口腔照护。呕吐后及时给患者漱口，清理被污染的床褥、衣被等。使用棉签、纱布清洁口腔时，注意避免刺激舌、咽、上腭等，以防再次诱发呕吐。

（4）出现恶心、呕吐时鼓励患者做深呼吸动作，对频繁呕吐的患者可按压内关、足三里等穴位。

2. 病情观察

（1）呕吐持续时间较长的患者可能发生脱水、电解质和酸碱平衡失调，严密观察并准确记录其出入水量,作为输液量的参考。

(2) 意识障碍的患者呕吐时应警惕引起窒息或吸入性肺炎的可能。

3. 用药照护

镇吐药物可引起倦怠、嗜睡等不良反应,对剧烈呕吐的患者,使用镇吐剂后,尤应加强观察,以防掩盖其他病情。

(三) 主要症状照护——腹泻

腹泻是指排便次数较平时增加,且粪质稀薄,水分增加,并含有未消化的食物、黏液、脓血等异常成分。

1. 饮食照护

腹泻者宜摄入营养丰富、低脂肪、易消化、少纤维的饮食,适当补充水分和钠盐。根据病情可以先禁食,逐渐过渡到流质、半流质、软食以至普通饮食。避免食用茄子、韭菜、芹菜、酸性食物和碳酸类饮料等易胀气的食物以及刺激性强的调味品,以免刺激肠黏膜,引起肠蠕动亢进而加重腹泻。

2. 减轻不适

(1) 卧床休息,避免精神紧张,注意腹部保暖;排便次数较多、肛门刺激较明显者,便后给予温水坐浴或肛门热敷。

(2) 保持肛门清洁、干燥,并保持身体、用物、病床的清洁。

(3) 减轻心理不安和恐惧。向患者解释情绪、运动与肠道活动的关系,指导患者做全身松弛训练。

3. 补充液体和电解质

轻症患者一般经口服补液;严重腹泻伴恶心呕吐或全身症状明显静脉补液时,输液时注意输液速度,尤其是年老体弱者,防止因输液太快引起循环负荷过重,诱发心力衰竭。同时观察疗效。

4. 协助治疗

(1) 对严重肠道传染病者应严格隔离消毒。

(2) 应用止泻药时应注意排便情况,腹泻控制后应及时向医护人员汇报。

四、泌尿系统疾病一般照护常规

(一) 一般照护

(1) 休息。根据病情恰当安排患者的活动与休息。急性期卧床休息;慢性期症状明显时需适当卧床休息;恢复期可适当活动,避免劳累。防止受凉,避免感冒。

(2) 饮食照护。遵医嘱给予合理饮食。肾功能不全者,给予优质蛋白、高钙、高铁、高维生素、低磷饮食,限制蛋白摄入量;无少尿水肿者,鼓励多饮水;少尿水肿者,限制水、钠盐、钾盐的摄入量。

(3) 观察病情。观察生命体征及尿量、皮肤水肿等变化;观察患者尿量及尿液颜色、性状、气味等变化,根据需要遵医嘱协助护士准确记录饮水量及尿量或 24 小时出入水量;观察体重变化,每周测体重一次,少尿、水肿、行血液透析患者应每日测量体重一次,并记录,发现病情有变化及时报告医护人员。

(4) 正确、及时留取尿标本。

(5) 对浮肿明显者,加强口腔照护及皮肤照护。

(6) 心理照护。多与患者及家属沟通,给予精神上的安慰,消除紧张情绪,增加患者遵医的依从性。

(7) 药物照护。协助护士正确按时给患者服药。

(二) 主要症状照护——肾性水肿

肾性水肿是由肾脏疾病引起组织间隙过多液体积聚而导致的组织肿胀水肿,是肾小球疾病常见的临床表现,其病理学基础是钠水异常潴留。

1. 合理饮食和休息

(1) 重度水肿者应卧床休息,轻度水肿者也应多卧床,避免劳累。安静卧床能减轻肾脏负担,并有利尿作用,有利于水肿消退。

(2) 加强皮肤照护,保证皮肤清洁、干燥,衣着柔软、宽松。卧床休息时宜抬高下肢,增加静脉回流。定时协助或指导卧床患者更换体位,按摩骨隆突处。操作时动作要轻巧,防止损伤患者皮肤。用热水袋时水温不宜太高,以免烫伤。及时观察皮肤有无红肿、破损、化脓等情况的发生。

(3) 限制水钠摄入。严重水肿并高血压者应严格限制水钠的摄入,尿少者还需限制钾、磷的摄入。记录 24 小时出入液量,定期测量体重和腹围,以观察水肿消长情况。

2. 心理照护

告知患者及家属如何观察水肿的变化,说明饮食限制的重要性,以取得患者的配合。同时与患者建立良好的护患关系,鼓励患者说出自己的思想顾虑,并给予心理疏导,保持患者情绪稳定。

3. 病情观察

严密观察并记录患者病情变化,及时监测患者的生命体征,准确记录 24 小时出入量、体重及血压变化,注意有无高血压脑病、心力衰竭等并发症;密切监测尿常规、肾功能、电解质等变化情况。

4. 用药照护

应用利尿剂期间,注意观察尿量、尿比重和体重变化,同时注意电解质的改变及有无有效循环血容量不足和血压下降等表现。使用糖皮质激素或其他免疫抑制剂时,应注意交代患者及家属不可擅自改变剂量或停药。

五、血液及造血系统疾病一般照护常规

(一) 一般照护

1. 休息及活动

病情较轻或缓解期患者酌情进行适当的活动,不可过于疲劳,注意其活动中体力的变化,必要时给予扶助;重症患者,绝对卧床休息。

2. 饮食照护

饮食注意卫生,不吃生、冷、硬、刺激大、不易消化及不洁的食物或饮食;水果去皮后食用。贫血严重者遵医嘱给予高热量、高蛋白、高维生素的易消化饮食。

3. 观察病情

观察生命体征变化,对于患者出现的不适症状应予以重视,及时报告医护人员。

4. 心理照护

多与患者及家属沟通,做好安慰工作,关心、体贴、鼓励患者,消除各种不良心态。随时警惕患者情绪的细微异常变化,防止发生意外。

5. 感染的照护

(1) 高热患者进行物理降温时,给予温水擦浴(不主张酒精擦浴),30 分钟后重测体温并记录。降温时患者出汗多,应及时更换床单、衣服,并注意保暖,以免受凉感冒。

(2) 保持室内清洁舒适,协助护士进行紫外线消毒,每日 1 次。调节适宜的温度和湿度,定时开窗通气换气。

(3) 做好皮肤照护,定时洗澡、更衣及更换床上罩单,重症患者行床上擦浴。保持皮肤清洁,长期卧床患者定时翻身,预防褥疮。

(4) 做好口腔照护,病情较轻、慢性病者,口腔无并发症的,坚持刷牙漱口,用软毛牙刷,早晚各刷一次。每次进食后,用清水漱口至食物残渣漱净为止。照护重症患者或合并口腔疾患时,饮食后给予特殊口腔照护每日 2~3 次。协助患者随时应用漱口液漱口。

(5) 做好肛门、外阴部照护,协助患者晚睡前及大便后清洗外阴、肛门及其周围,或进行肛门坐浴,每日更换内裤。

(6) 关注气温变化,及时调节病室的温度和湿度,天气转冷时,为患者增添被盖和衣服,避免受凉感冒而继发呼吸道感染。

(7) 注意保护五官,运用合理的清洁方法清除分泌物,嘱患者不能挖鼻、掏耳或剔牙,以免造成损伤继发感染。

6. 出血的照护

指导患者做好自我保护,防止挤压、碰撞等外力损伤;避免咳嗽和便秘,保持情绪稳定。出血严重者,绝对卧床休息,肌内注射局部注意加压止血,鼻腔干燥时可用棉签蘸少许液状石蜡或抗生素软膏涂擦或给予薄荷油滴鼻,每日 4 次。鼻咽部出血严重给予止血者,观察疗效。

7. 药物照护

协助护士正确按时给患者服药。

(二) 主要症状照护——贫血

贫血是指人体外周血液在单位容积内的血红蛋白、红细胞数和(或)红细胞压积低于正常最低值的一种病理状态。在我国海平面地区,成人血红蛋白测定标准:男性低于 120g/L,女性低于 110g/L,孕妇低于 100g/L,可诊断为贫血。

1. 一般照护

(1) 休息与活动。指导患者合理休息与活动,减少机体氧耗量。轻度贫血者适当休息,可行轻体力劳动。对于中度贫血者,增加卧床休息时间,但若病情允许,应鼓励其生活自理,活动量以不加重症状为度;教会患者在活动中进行自我监测,若自测脉搏≥100次/分或明显心悸、气短时,应停止活动;必要时,在患者活动期间给予其支持和协助,防止跌倒。对于重度贫血伴有明显缺氧症状者,应予舒适卧位(如半坐卧位)卧床休息;注意保暖,防止因寒冷引起血管收缩,加重缺氧。对于吸氧者,保持其氧气管道通畅;协助做好生活照护,起床和改变体位时动作宜缓慢,防止晕厥、摔伤。

(2)饮食照护。遵医嘱给予高蛋白、高热量、高维生素、易消化食物,以加强营养,提供足够造血原料。缺铁性贫血患者应食富含铁质的食物,如动物肝、瘦肉、蛋黄、鱼、豆类、紫菜、海带、木耳及香菇等。巨幼细胞性贫血患者应食富含叶酸及维生素 B_{12} 的食物,新鲜绿色蔬菜、水果、瓜类、豆类、肉类、动物肝肾中均含有丰富的叶酸;动物内脏、肉类、禽蛋、乳类等含有丰富的维生素 B_{12}。溶血性贫血患者避免进食一切可能加重溶血的食物或药物,鼓励多饮水、勤排尿。阵发性睡眠性血红蛋白尿患者忌食酸性食物和药物,如维生素 C、阿司匹林、苯巴比妥、磺胺等;G6PD 缺乏者禁食蚕豆及其制品和氧化性药物,如伯氨喹、奎宁、磺胺、呋喃类、氯霉素、维生素 K 等。

2. 病情观察

关注患者贫血及原发病的症状和体征,以及血红蛋白浓度、红细胞计数、网织红细胞等实验室检查结果。急性及重症贫血患者要密切观察患者的面色、皮肤、黏膜及心悸、气促、头晕等症状,观察心率、脉搏、血压和呼吸的变化,注意防止虚脱、晕厥或休克的发生。重度贫血患者常并发贫血性心脏病,陪护员应注意输液、输血速度不宜过快,并告知患者不能自行调节速度,对老年患者更应谨慎,同时加强巡视,注意观察患者的反应,以防止患者心脏负荷过重而诱发心力衰竭;当出现心率快、咳粉红色泡沫痰时,迅速及时通知医护人员。

3. 心理照护

及时与患者沟通,了解患者的心理需求,鼓励患者正视疾病,减轻患者的心理负担,使患者乐于配合治疗和照护。

六、神经系统疾病一般照护常规

(一) 一般照护

(1)休息与卧位。一般患者卧床休息,病情危重者绝对卧床休息,慢性退行性疾病者鼓励下床做轻微活动。意识障碍、呼吸道分泌物多且不易咳出者取头高脚低位或半卧位,头偏向一侧。

(2)饮食照护。给予清淡、易消化食物,多食水果、蔬菜,忌烟酒及辛辣刺激性食物以利大便通畅。轻度吞咽障碍者遵医嘱进半流质饮食,进食速度要慢,以防止呛咳。意识障碍吞咽困难者给予鼻饲或中心静脉营养支持做好相应照护。高热及泌尿系统感染者鼓励多饮水。戒烟、戒酒。

(3)观察病情。密切观察意识、生命体征、肢体活动变化以及有无抽搐等情况,如有变化随时报告医护人员。必要时,记录出入液量。

（4）心理照护。多与患者及家属沟通,避免情绪激动,消除紧张、恐惧、忧郁等不利因素,鼓励患者树立战胜疾病的信心,积极配合医疗和照护。

（5）安全照护。意识障碍、偏瘫、癫痫发作者加床挡,以防止坠床。对于视力障碍、瘫痪、认知障碍、年老者等应防止碰伤、烫伤、跌伤和走失,不要远离病房或单独外出。

（6）排泄照护。对于尿潴留留置导尿者,定期做膀胱功能训练,每4小时放尿一次。对于尿失禁者,需保持会阴部及尿道口清洁,勤换尿垫和床单。养成定时排便的习惯,切忌大便用力过度。对于大便失禁者,应及时清除排泄物,保护肛周皮肤清洁。

（7）基础照护。室内定时通风换气,保持温度适宜。注意口腔、皮肤、会阴部的清洁。协助患者饭前便后洗手,定时洗澡、剪指甲、洗脚、洗头、理发等。

（8）瘫痪照护。保持良好肢体位置,各个关节防止过伸或过展。定时进行体位变换,鼓励主动运动,进行各关节的被动功能锻炼2～3次/天,防肌肉萎缩及肢体挛缩畸形。

（9）药物照护。协助护士正确按时给患者服药。

（二）主要症状照护——运动障碍

运动障碍可分为瘫痪、僵硬、不随意运动及共济失调等。

1. 躯体移动障碍

（1）心理支持。鼓励患者正确对待疾病,消除忧郁、恐惧心理或悲观情绪,摆脱对他人的依赖心理;关心、尊重患者,多与患者交谈,鼓励患者表达自己的感受;避免任何刺激和伤害患者自尊的言行;鼓励患者克服困难,增强其自我照顾能力与自信心。

（2）生活照护。指导和协助患者洗漱、进食、如厕、穿脱衣服及清洁个人卫生,帮助患者翻身和保持床单位整洁,满足患者基本生活需要,指导患者学会配合和使用便器。

（3）安全照护。要防止患者跌倒,确保安全。床边要有护栏,走廊、厕所要装扶手;地面要保持平整干燥,防湿、防滑,去除门槛或其他障碍物;穿着防滑的软橡胶底鞋;行走时不要在其身旁擦过或在其面前穿过,同时避免突然呼唤患者,以免分散其注意力;对于步态不稳者,令其选用三角手杖等合适的辅助工具,并陪伴在患者身边。

（4）康复照护。与患者、家属共同制定康复训练计划,并及时评价和修改;协助患者床上的患肢体位摆放、翻身、床上的上下移动;协助和督促患者早期床上的桥式主动运动、Bobath握手（十字交叉握手）、床旁坐起及下床进行日常生活活动的主动训练;鼓励患者使用健侧肢体从事自我照顾的活动,协助患肢进行主动或被动运动;协助患者使用自助工具;协助患者进行按摩等辅助治疗。

2. 有废用综合征的危险

（1）重视患侧刺激和保护。通常患侧的体表感觉减退,有必要加强刺激。避免患肢的损伤,督促患者尽量不在患肢静脉输液,慎用热水袋热敷。

（2）正确变换体位。正确的体位摆放可以减轻患肢的痉挛、水肿,增加舒适感。患侧卧位是所有体位中最重要的体位,应给予正确协助（如指导患者肩关节向前伸展并外旋,肘关节伸展,前臂旋前,手掌向上放在最高处,患腿伸展、膝关节轻度屈曲等）;仰卧位因为受颈牵张性反射和迷路反射的影响,异常反射活动增强,应尽可能少用。避免不舒适的体位;避免被褥过重或太紧;患手应张开,手中不应放任何物品,以避免使之处于抗重力的体位;也不应在足部放置坚硬的物体以试图避免足跖屈畸形,因硬物压在足底部可增加不必要的伸肌模式的反射活动。鼓励患者尽早坐起,坐位时其上肢应始终放置于前面桌子上,可在臂下垫一软枕以帮助上举;轮椅活动时,应在轮椅上放一桌板,保证手不悬垂在一边。

(三)主要症状照护——意识障碍

意识障碍是指人对周围环境以及自身状态的识别和觉察能力出现障碍。临床上可通过患者言语反应、针刺激的痛觉反应、瞳孔对光反射、吞咽反射、角膜反射等来判断意识障碍的程度。

1. 日常生活照护

保持床单整洁、干燥,定时给予翻身、拍背,并按摩骨突受压处,每2小时翻身一次;做好大小便的照护,保持会阴部皮肤清洁,防止尿路感染和压疮的发生;注意口腔卫生,不能自口进食者应每日进行口腔照护;对于谵妄躁动者可加床栏,防止坠床,必要时做适当的约束;慎用热水袋,防止烫伤。遵医嘱协助护士给予高热量、高维生素饮食,对于鼻饲流质者应定时喂食,保证足够的营养供给。

2. 保持呼吸道通畅

令患者保持平卧头侧位或侧卧位,及时清除其口鼻分泌物,若发现舌根后坠、窒息与肺部感染等情况,及时报告医护人员。

3. 病情监测

严密观察生命体征及瞳孔变化,观察有无呕吐及呕吐物的性状与量,预防消化道出血和脑疝。

4. 意识功能训练

为患者提供熟悉的物品等,帮助其恢复记忆,指导及协助患者完成日常生活,帮助其恢复心理过程。

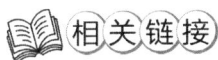

📖 **相关链接**

什么是废用综合征

废用综合征,是指由于机体不能活动而产生的继发障碍,即由于长期卧床、静止不动或活动减少等运动不足所致的一系列生理功能衰退的症候群。运动功能方面的减退可表现为关节挛缩、肌肉萎缩、骨质疏松等,并由此引发或加重疼痛或运动受限;心肺功能方面的减退表现为体位性低血压、末梢循环障碍、肺部感染和肺梗死等;其他系统的功能减退表现为食欲不振、便秘、泌尿系统感染、泌尿系结石、皮肤/指甲萎缩等;精神智力方面的减退表现为智力减退、假性痴呆等。

第二节　外科常见疾病照护常规

一、普通外科疾病一般照护常规

（一）外科疾病一般照护

（1）保持病室空气新鲜，注意定时通风换气，协助护士进行紫外线消毒。

（2）饮食照护。遵医嘱给予饮食，急腹症未开医嘱前予以禁食。

（3）病情观察。观察意识、生命体征变化；观察大小便色、量、性状，遵医嘱记录 24 小时引流量、尿量等，有异常及时报告医护人员。

（4）心理照护。多与患者及家属沟通，避免不良因素的刺激，缓解患者紧张、烦躁不安、焦虑、恐惧、悲观等心理反应。

（5）药物照护。协助护士正确按时给患者服药。

（6）皮肤照护。对于危重和长期卧床患者，做好皮肤照护，定时翻身，防止压疮。

（7）口腔照护。对于禁食、昏迷、高热、鼻饲患者，做口腔照护 2～4 次/天，注意口腔黏膜的变化。

（8）除全身衰竭或有禁忌证外，应鼓励患者术后早日起床活动，注意活动量逐渐增加，同时做好保护工作。

（二）外科疾病手术前后一般照护

1. 手术前照护

（1）心理照护。多与患者及家属沟通，了解患者内心感受，避免刺激性语言，减轻其对手术、麻醉的焦虑和恐惧。

（2）呼吸道准备。吸烟者劝其戒烟，指导训练患者学会深呼吸、有效咳嗽，注意保暖，防止呼吸道感染等。

（3）手术区皮肤准备。按不同手术部位协助护士进行手术区皮肤准备，协助患者术前洗头、洗澡、更衣、剪指甲等。

（4）消化道准备。一般手术患者除局部麻醉外，手术前 8～12 小时禁食、4 小时禁水。

（5）手术前一晚遵医嘱协助护士给患者服用镇静、安眠药，以保证患者良好的睡眠。

（6）手术当日晨照护。观察患者的情绪、精神状态、体温、脉搏、呼吸、血压，注意有无病情变化，发现异常及时报告医护人员。更换清洁衣裤，取下眼镜、发夹、假牙、首饰等物品，由家属保管，擦去指甲油、口红等。进手术室前，嘱患者或协助患者排尽尿液。

（7）其他。行药物过敏试验时注意观察时间。训练患者床上大小便、术后翻身、四肢运动，宣传早期下床活动的益处。

（8）做好迎接患者的准备工作。

2. 手术后照护

（1）搬运。由 3～4 人平稳地将患者平移至病床,搬运时应避免粗暴,动作轻柔,不压迫手术部位,注意固定输液管道和各种引流管,防止牵拉或脱出。

（2）安置卧位。

1）根据术中麻醉方式安置体位:①全麻者,应去枕平卧,头偏向一侧,使口腔分泌物、呕吐物易于流出,防止吸入气管;②蛛网膜下腔麻醉者,应去枕平卧 6～8 小时,以防头痛;③硬脊膜外腔麻醉者,应平卧 4～6 小时,以防血压波动。

2）麻醉苏醒、血压平稳后,根据手术部位及病情需要安置体位:①颅脑手术后,如无休克或昏迷,取抬高床头 15～30°的斜坡位,有利于脑部静脉回流;②颈、胸、腹部手术后,取半卧位,半卧位不仅有利于血液循环和患者呼吸,增加通气量,而且可使腹肌松弛,减轻腹壁切口的张力,患者舒适,还可使腹腔渗液流至盆腔,避免形成膈下感染,减轻中毒症状;③脊柱或臀部手术后,可俯卧或仰卧位;④四肢手术后,应抬高患肢。

（3）监测病情。严密观察生命体征,观察伤口敷料有无松脱、渗出,注意观察有无出血、切口感染等并发症发生,如有异常及时报告医护人员。

（4）注意保暖,若使用热水袋,温度应低于 50℃,勿贴身放置,以免烫伤。

（5）引流管照护。妥善固定;防止受压、扭曲,保持引流通畅;注意观察引流液的颜色、性状和量的变化。

（6）饮食照护。遵医嘱给饮食,除胃肠手术后,局麻患者一般术后即可进食;椎管内麻醉,术后无恶心、呕吐,6 小时后可给饮水或少量流质,以后酌情给半流质或普食;全麻术后宜在次日进食。胃肠手术后,一般情况下禁食禁饮 2～3 天,胃肠蠕动恢复、肛门排气、腹胀消失后,可进流质饮食,少量多餐,以后酌情逐渐改为半流质以至普食,避免服用牛奶、薯类等产气食物。

（7）根据患者的病情协助翻身,定时鼓励患者深呼吸和有效咳嗽,协助肢体活动。如无禁忌,患者应早日进行翻身活动、早日下床。不能下床者,注意预防压疮的发生。

（8）禁食期间每日两次进行口腔照护。

二、神经外科疾病一般照护常规

（一）神经外科一般照护

（1）休息与体位。绝对卧床休息,保持病室安静。取抬高床头 15～30°的斜坡位,昏迷者偏向一侧,休克者平卧位。

（2）饮食与补液照护。神志清醒者,遵医嘱给予普食,但需要限制钠盐;不能进食者,静脉输液速度宜慢,每分钟 30～40 滴,但使用脱水剂时速度应快;长期昏迷不能进食者,若给鼻饲流质或作胃肠外营养时,则需做相应照护。

（3）病情观察。观察患者的意识、瞳孔、肢体活动和精神状态,如发现患者出现意识等异常变化时,及时通知医护人员。患者在使用脱水剂治疗期间要观察血压、脉搏、尿量变化,记录 24 小时尿量,以观察有无血容量不足及脱水情况。

（4）心理照护。对有精神症状者,应避免刺激患者,耐心帮助患者解决困难。

（5）加强安全保护。对有意识不清、走路不稳、视物模糊或失明、定向障碍、精神症状、幻觉、复视及癫痫史者,应用床栏防止坠床。

（6）保持大小便通畅。防止因大便用力引起颅内压增高而发生意外,故应多食蔬菜、水果、蜂蜜。三天以上无大便者,可根据医嘱协助护士给以缓泻剂或甘油灌肠或开塞露。

（7）维持正常体温。一般患者体温达到38.0℃陪护员可协助护士应用头部物理降温,达到38.5℃以上应全身降温。

（二）神经外科手术前后一般照护

1. 手术前照护

（1）按外科一般照护常规。

（2）严密观察患者的全身情况,如有异常情况通知医护人员。

（3）心理照护。充分理解患者及家属由于手术引起的精神负担,与患者及家属沟通,以减少不安心理。

（4）术前一天配合护士做好手术区域皮肤准备工作,给患者剃发、洗头后戴一次性帽子。

2. 手术后照护

（1）按外科一般照护常规。

（2）全麻未清醒前患者去枕头平卧位,头转向健侧,头枕部垫消毒棉垫,头部避免过度伸屈活动;麻醉清醒后视病情将其头部抬高15～30°,以利头部静脉回流,减轻脑水肿。

（3）保持呼吸道通畅,在患者意识状态逐渐转为清醒过程中,舌根容易后坠而使呼吸道突然阻塞,要加强观察,若有异常及时报告医护人员。

（4）吸氧时,避免氧气管道受压、扭曲,保持氧气管道通畅。

（5）记录24小时出入液量,保持液体出量平衡。

（6）加强营养的摄入,能口摄食的手术次日先进少量流质,如无恶心、呕吐者可进半流质;有咀嚼及吞咽功能障碍者,视病情插鼻饲管摄入营养。

（7）做好口腔照护,每天2次。

（8）做好留置导尿管照护,定时夹放导尿管,并注意尿量性状。患者意识恢复后及时进行膀胱功能训练,尽早拔除导尿管。

三、心胸外科疾病一般照护常规

（一）心胸外科一般照护

（1）按外科一般照护常规。

（2）体位。重病者需卧床休息,给予半卧位或半坐卧位。

（3）饮食照护。加强营养,有吞咽困难者根据病情遵医嘱予以半流质、流质或禁食,进量不足给予补液时,保持输液管道通畅。

（4）密切观察病情。观察血压、脉搏、呼吸、尿量等,有无咳嗽、咳痰、发热、咯血、胸痛、吞咽困难、心律失常等,发现异常及时报告医护人员。

（5）吸氧者,保持氧气管道通畅。

（6）做好心理照护,注意患者情绪,给予耐心的安慰与解释。

（二）胸外科手术前后一般照护

1. 手术前照护

（1）按外科一般照护常规。

（2）令患者术前戒烟,教会其练习床上翻身及有效的腹式呼吸、咳嗽、咳痰,防止术后并发症发生,同时练习在床上大小便。

（3）协助护士正确留取痰标本,安全运送患者做好术前特殊检查,如肺功能、心电图、X线、血气分析、支气管镜检查等。

2. 手术后照护

（1）按外科一般照护常规。

（2）麻醉清醒者,血压平稳后改半卧位。

（3）观察病情。观察患者神志、体温、脉搏、呼吸、血压等,注意伤口有无渗血、渗液,保持敷料干燥。观察引流液颜色和量,每小时引流量超过100mL,则立即报告医护人员。

（4）患者回病房后陪护员立即协助护士测量体温,对于高热者协助护士迅速采取降温措施,心搏超过120次/分且有发热者,应积极采取降温治疗,避免因高热而增加心脏负担。体温低于正常者,给予保温、复温,必要时报告医护人员处理。

（5）保持呼吸道通畅,注意观察有无呼吸困难、发绀等症状。鼓励患者做有效的咳嗽、咳痰及腹式呼吸,协助拍背排痰、雾化吸入等。

（6）吸氧者,保持氧气管道通畅。

（7）观察疼痛情况,避免因疼痛而影响患者正常呼吸,应用止痛剂者,观察止痛剂效果。

（8）胸腔引流管拔除后,一般无特殊禁忌者,应鼓励患者离床活动,并适当做患侧肩、肘关节活动。一般术后第1日要求患者进行床上活动,第2日坐起,第3日协助患者在床边坐或床边活动,第4日可扶着患者上厕所,以后逐渐增加活动量。

（9）胸外科手术患者,遵医嘱喝水、进食,如患者进食量不足,报告医护人员。

四、泌尿外科疾病一般照护常规

（一）泌尿外科一般照护

（1）按外科一般照护常规。

（2）观察患者排尿情况,注意尿量、颜色、性状等,如有异常及时报告医护人员。

（3）正确及时收集尿液标本,协助患者留取中段尿。

（4）鼓励患者多饮水,每天不少于2000mL,预防泌尿系统感染及尿盐沉积。

（5）遵医嘱协助护士正确按时给患者服药,结核患者做好必要的隔离。

（6）有尿瘘或尿失禁者,注意会阴部清洁、干燥,保护皮肤,防止湿疹、皮炎及溃疡。

（二）泌尿外科手术前后一般照护

1. 手术前照护

（1）按外科术前照护常规。

（2）术前做好心理照护,稳定患者情绪,尽力减轻患者由不同原因引起的心理障碍,使患者有良好的心情接受手术治疗。

（3）了解女性患者有无妇科疾病,术前注意外阴清洁。

（4）训练患者卧床大小便、床上翻身、深呼吸、有效咳嗽,防止术后并发症。患者戒烟酒。

2. 手术后照护

（1）按外科术后照护常规。

（2）注意观察生命体征、尿的变化,注意观察引流管周围有无渗血、渗液、漏尿。

（3）做好引流管的固定,防止滑脱,保持通畅,同时观察引流物的色、量、性状等,做好记录。

（4）膀胱冲洗者,注意记录冲洗液的进出量,正确记录尿量。

（5）对于有留置导尿管者,鼓励其多饮水。每日做好会阴照护,有异常情况及时通知医护人员。

（6）术后出现肠麻痹、腹胀明显者禁食。

（7）注意预防肺部感染和压疮。

五、骨科疾病一般照护常规

（一）骨科一般照护

（1）按外科一般照护常规。

（2）心理照护。及时了解患者的心理状态,有针对性地进行健康教育,消除焦虑情绪,树立战胜疾病的信心和勇气。

（3）搬运。搬运骨髓炎、骨肿瘤等患者时要轻,以防病理性骨折;搬运脊柱骨折患者时,保持脊柱呈直线,以防进一步损伤。

（4）卧床照护。患者卧硬板床,患肢抬高、制动。骨科患者常需较长时间卧硬板床。卧床期间要做好生活照护,如协助洗漱、进饮食等,但要鼓励、促使患者主动进行有关躯体活动,做好大小便照护,保持会阴部及床单清洁。长期卧床还容易发生褥疮、呼吸系统和泌尿系统感染,应经常翻身,练习深呼吸运动等。

（5）饮食照护。给患者提供营养丰富的易消化食物,患者应多吃水果蔬菜,防止便秘;长期卧床易发生骨质脱钙,鼓励患者床上锻炼,多饮水,预防泌尿系结石和感染。

（6）病情观察。观察患者意识、生命体征、尿量及患肢末梢血液循环、感觉、运动情况等,有异常立即报告医护人员。

（7）防止畸形。长期卧床或使用外固定的患者,注意保持肢体功能位置,尤其是截瘫患者,一般在足部使用石膏托或支架以防垂足畸形。

（8）功能锻炼。鼓励骨折患者进行主动功能锻炼。其原则是:早期(伤后1～2周内)以患肢肌肉的舒缩活动为主,严格控制有害于骨折或脱位局部稳定性的活动或过度活动;中期(受伤2～3周后,即骨折部位已纤维性连接)以骨折处远、近侧关节活动为主,活动范围逐渐扩大,但动作要缓和,不宜做肢体持重或负重活动;后期(受伤6～8周后,骨折初步达到了临床愈合)应做以重点关节为主的全面功能锻炼,据局部愈合情况考虑拆除外固定,如下肢骨折者可下地扶杖行走。

(9) 术前训练床上排便。

(10) 预防三大并发症:压疮、肺部感染、尿路感染。

(二) 骨科手术前后一般照护

1. 手术前照护

(1) 按外科术前照护常规。

(2) 做好清洁准备,洗澡、理发、剪指甲,卧床者给床上擦浴,床上练习排便、排尿。

(3) 彻底清洁手术区皮肤,如发现局部皮肤破损、有皮疹,及时报告医护人员。

(4) 其他。协助护士做好相应照护。

2. 手术后照护

(1) 按外科术后照护常规。

(2) 抬高患肢,将患肢置于略高于心脏的位置,用清水擦净指端血迹、石膏残粉,观察血循环及伤口出血情况。

(3) 在不影响伤口愈合及固定的情况下,将患者置于舒适位置。

(4) 观察患者的生命体征、尿量,同时观察骨折肢体远端的血液循环、感觉、运动情况等。

(5) 协助患者做早期功能锻炼,防止肌肉萎缩,利于恢复。

(三) 石膏绷带固定的照护

(1) 一般观察。①观察有无感染迹象,如体温变化、石膏内异味及血象的变化等。②观察肢体远端的感觉、运动、血液循环情况,了解有无石膏局部压迫现象,如有无疼痛、麻木、活动障碍等异常表现;石膏下皮肤可用手电筒或反光镜观察;如果石膏固定部位有持续疼痛,勿填塞棉花敷料,勿使用止痛药;观察石膏表面有无渗出,渗出的颜色、范围的变化,并用笔做好标记。③对于躯干部位石膏固定的患者,如患者出现持续性腹痛、腹胀、恶心、呕吐等症状,及时通知医护人员。

(2) 石膏的照护。石膏在未干前(10～20分钟内)垫妥肢体,避免因肢体活动而使石膏折裂,石膏干固前尽量不要搬动患者;保持石膏的清洁、干燥,石膏污染时可用布沾洗涤剂擦洗干净,清洁后立即擦干;经常检查石膏型有无松脱或断裂而失去固定作用。

(3) 体位。抬高患肢,以利于肢体远端的血液和淋巴回流,减轻肢体肿胀,并保持肢体功能位。使用石膏背心及人字形石膏的患者勿在头下垫枕,避免胸腹部受压。

(4) 活动。协助患者进行功能锻炼,在病情允许的情况下,鼓励患者日常生活尽量自理。

(5) 并发症的观察。

(6) 拆除石膏后用温水清洗皮肤后,涂上一些润肤霜保护皮肤。

相关链接

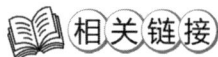

手术后早期活动目的和方法

一、目的

有利于增加肺活量,减少肺部并发症;改善血液循环,促进切口愈合,预防深静脉血栓形成;促进肠蠕动恢复,减轻腹胀或便秘;促进排尿功能恢复,减少尿潴留的发生。原则上,大部分病人术后24～48小时内可试行下床活动。有休克、心力衰竭、严重感染、出血、极度衰弱等情况,以及施行过有特殊固定、制动要求的手术病人,则不宜早期活动。

二、方法

卧床活动:病人清醒及麻醉作用消失后,鼓励其在床上活动,如深呼吸、有效咳嗽、翻身、四肢主动屈伸活动等。离床活动:手术次日若无禁忌,协助病人取半卧位或坐在床沿上,随后扶病人沿床边走几步,以后根据病人的耐受力逐渐增加离床活动次数、时间和范围。每次活动时观察病人面色等情况,每次活动以不使病人过度疲劳为原则。

第三节　妇产科常见疾病照护常规

一、妇科疾病照护常规

(一) 一般照护

(1)环境卫生。保持病室空气新鲜,定时通风换气,2次/天,每次半小时,并协助护士进行紫外线消毒。

(2)饮食照护。遵医嘱给予饮食,急腹症未开医嘱前予以禁食。

(3)病情观察。协助护士观察面色、体温、脉搏、呼吸、血压等生命体征变化;观察大小便色、量、性状,必要时记录24小时引流量、尿量等;细致观察病情变化及治疗反应等,注意有无异常阴道出血、剧烈下腹疼痛等临床表现,有异常及时报告医护人员。

(4)心理照护。多与患者及家属沟通,避免不良因素的刺激,缓解患者紧张、焦虑、恐惧、悲观等心理反应。

(5)药物照护。正确按时给患者服药。

(6)个人卫生。做好晨、晚间照护,保持床铺整洁,做好患者清洁卫生,定期洗澡、洗发、修剪指甲。危重和长期卧床患者,做好皮肤照护,定时翻身,防止压疮。

(7)会阴照护。给阴道流血、流液及留置尿管患者做好会阴照护,2次/天,保持会阴部皮肤清洁、干燥。

（8）适当活动。除全身衰竭或有禁忌证外,应鼓励患者适当活动,注意活动量应逐渐增加,同时做好保护工作。

（二）常见症状照护

1.阴道流血

阴道流血为最常见的妇科症状之一。女性生殖道任何部位,包括子宫体、子宫颈、阴道和外阴均可发生出血,除正常月经外,均称"阴道流血"。引起阴道流血的常见原因有卵巢内分泌功能失调、生殖器炎症、生殖器肿瘤、损伤等。主要临床表现有经量增多、周期不规则的阴道流血、长期持续的阴道流血、停经后阴道流血、阴道流血伴白带增多等。照护时要注意观察阴道出血量、颜色、性状,有异常及时报告医护人员;做好会阴照护,保持会阴部清洁、干燥。

2.白带异常

白带是由阴道黏膜渗出液、宫颈管及子宫内膜腺体分泌液等混合而成的黏液。正常白带呈白色稀糊或蛋清样,高度黏稠,无腥臭味,量少,称生理性白带。生殖道出现炎症,特别是急性阴道炎、宫颈炎或发生癌变时,白带数量明显增多且性状亦有改变,称病理性白带。临床常见病理性白带有泡沫状稀薄白带、豆渣样白带、鱼腥味白带、脓性白带、血性白带、水样白带。照护中要注意观察白带量、颜色及性状;做好患者清洁卫生,勤换内裤,保持会阴部清洁、干燥。

3.下腹痛

下腹痛是妇女常见的症状,多为妇科疾病所引起。各种不同妇科疾病有不同的腹痛性状与特点,照护时要仔细观察腹痛的起病缓急、下腹痛部位、下腹痛性质、下腹痛时间、腹痛放射部位、腹痛伴随症状等,及时报告医护人员。

4.外阴瘙痒

外阴瘙痒是妇科患者常见症状,多由外阴各种不同病变引起,外阴正常者也可发生。当瘙痒严重时,患者坐卧不安,甚至影响生活与工作。临床表现为整个外阴部包括大小阴唇、阴蒂、会阴、肛周等皮损区呈阵发性或持续性瘙痒、灼痛,伴有抓痕。照护时要注意局部用药以缓解瘙痒症状,嘱患者避免搔抓外阴部,防止皮肤破损感染。

（三）会阴部手术患者的照护

会阴部手术是指女性外生殖器部位的手术,手术种类有外阴癌根除术、外阴切除术、处女膜切开术、宫颈手术、阴式子宫切除术等。因手术区域血管神经丰富、组织松软等解剖生理特点使患者易出现疼痛、出血、感染等问题。

1.手术前照护

同普外科患者手术前照护,另需注意:

（1）心理照护。患者常担心手术会影响身体的完整性及将来性生活的不协调,心理负担重。因此应多理解、体贴患者,注意保护患者隐私,在取得患者信任基础上,让患者表达自己的感受,帮助其选择积极的应对措施,消除紧张情绪。

（2）消化道准备。由于阴道与肛门解剖位置近,术后排便易污染手术视野,因此术前 3 天进少渣饮食,配合肠道准备。

(3) 手术区皮肤及阴道准备。会阴部手术患者术前要特别注意个人卫生,每日清洗外阴。如外阴皮肤有炎症、溃疡等,需治愈后手术;术前 3 天进行阴道准备,坐浴或阴道冲洗 2 次/天,防止术后感染。

2. 手术后照护

同普外科患者手术后照护,另需注意:

(1) 体位。根据不同手术采取相应的体位。处女膜闭锁及有子宫的先天性无阴道患者应采取半卧位,有利经血流出;因外阴癌行阴道癌根治术后的患者应采取平卧位,双腿外展屈膝、膝下垫软枕等,以此来减轻疼痛,有利伤口的愈合;行阴道修补术患者宜平卧位,禁止半卧位。

(2) 会阴照护。保持外阴清洁、干燥,勤换内衣裤及会阴垫,会阴擦洗 2 次/天,排便后清洁外阴以防感染。

二、产科疾病照护常规

(一) 妊娠期常见症状照护

1. 恶心、呕吐

孕妇于妊娠早期出现恶心、呕吐的情况,以晨起为甚,一般不太严重,可口服 10～20mg 维生素 B_6 来缓解症状。如呕吐严重,不能进食则为妊娠剧吐。到妊娠晚期,增大的子宫会压迫胃部,孕妇会感到胃部不适,有时会呕吐,应避免吃大量谷类、豆类及油煎食物。每餐不宜吃得过饱,要少食多餐。一般而言,孕晚期的胃部不适要到怀孕第 9 个月,胎头进入骨盆时才会消失。

2. 贫血

妊娠期的贫血是由于血红蛋白及红细胞的增加量相对少于血浆的增加量,血液被稀释而形成妊娠期的生理性贫血。这种贫血属于缺铁性贫血,血红蛋白低于 110g/L。妊娠后半期更为明显,孕妇对铁的需求量会增多,应从妊娠 4～5 个月开始补充铁剂,并注意在饮食中补充蛋白质。

3. 腹痛

孕期一般无腹痛。正常情况下,孕晚期有轻度腹痛,这是宫缩痛,无规律,偶尔发生。怀孕早期腹痛要引起警惕,这可能是流产的先兆,如果是孕晚期规律的阵发性腹痛,可能是临产的征兆,应报告医护人员。

4. 阴道流血

阴道流血在怀孕早期可能为流产先兆;怀孕中晚期如有阴道出血可能是妊娠并发症,无论何种情况,都应及时报告医护人员。

5. 腰背痛

妊娠期间由于关节韧带松弛,增大的子宫向前凸而躯体重心后移,腰部向前凸,使背部肌肉处于持续的紧张状态,孕妇常出现腰背酸痛。一般而言,这种疼痛是轻微的,无须治疗,必要时卧床休息或局部热敷即可缓解。若腰背痛明显,应及时报告医护人员。

6. 便秘

孕妇的活动较少,加上体内激素的变化,使肠蠕动减弱,容易发生便秘。增大的子宫压迫肠道,也是便秘发生的原因。为防止便秘,最好的方法是适当运动,生活有规律,养成定时排便的习惯;多饮水,多吃含纤维素的蔬菜、新鲜水果、蜂蜜等食品。便秘严重时,可用开塞露、甘油栓等帮助排便。不要乱服泻药,以免引起流产和早产。

7. 痔疮

由于增大的子宫压迫、阻碍了盆腔静脉血的回流,静脉压力增大,造成肛门周围的静脉曲张,形成痔疮(见图 8-3-1)。孕妇如果有便秘,会促使痔疮的发生和加重。应指导孕妇多吃粗纤维的食品以保持大便通畅,防止便秘,避免痔疮的发生。一旦发生痔疮,可在纠正便秘的同时,用温开水坐盆或在局部涂以鞣酸软膏,使之缩小后推入肛门。

8. 下肢浮肿

孕妇于妊娠后期常有脚踝及小腿下半部轻度浮肿(见图 8-3-2),经休息后可消退,属正常现象。若下肢浮肿明显,休息后不消退,则属于异常现象,应报告医护人员。指导孕妇睡眠时宜取左侧卧位(见图 8-3-3),平时抬高下肢,可以改善下肢血液回流,减轻负重(见图 8-3-4)。

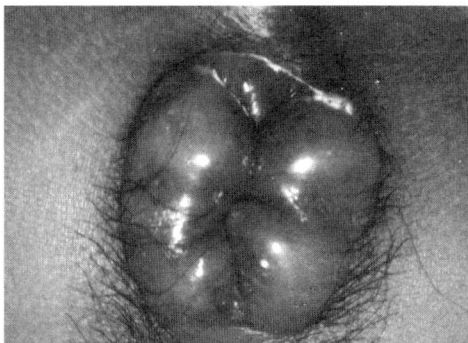

图 8-3-1　痔疮

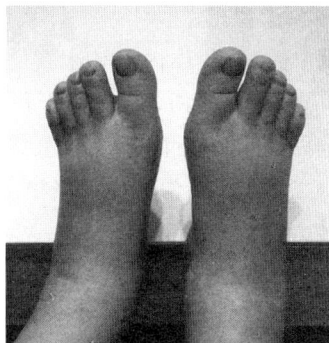

图 8-3-2　下肢浮肿

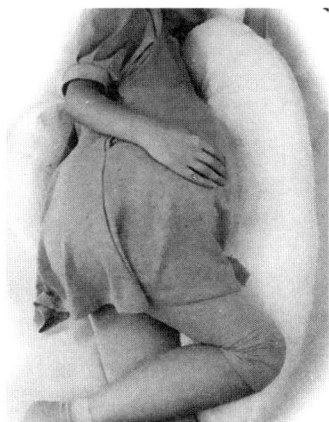

图 8-3-3　左侧卧位

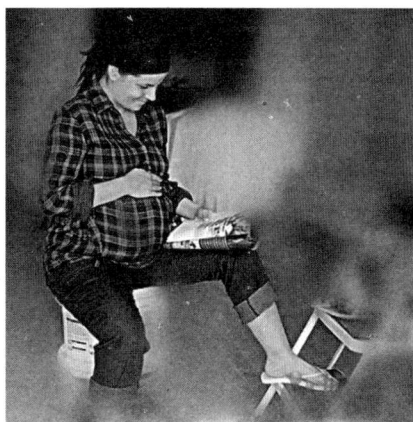

图 8-3-4　抬高下肢

9. 小腿抽筋

小腿抽筋是孕妇缺钙的表现,多见于妊娠后期,常在夜间发作。发作时,指导孕妇伸直下肢,对小腿肌肉进行按摩,常能迅速缓解(见图8-3-5)。有过小腿抽筋的孕妇,应每次口服乳酸钙1g、鱼肝油丸1丸、维生素$B_1$20mg,每日3次。

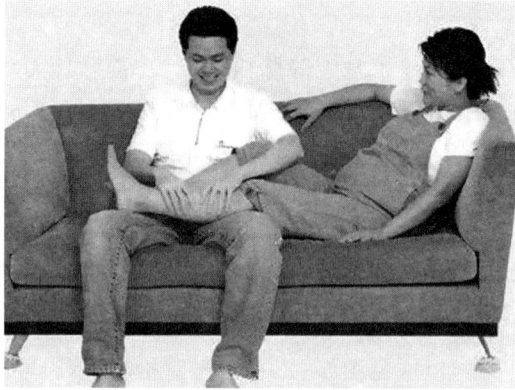

图8-3-5 按摩小腿

10. 齿龈出血

妊娠后孕妇体内的孕激素增多,使牙龈毛细血管壁脆性增加,造成齿龈出血。指导孕妇应用软毛牙刷,顺牙缝刷牙,尽量不要碰伤牙龈;同时,多吃富含维生素C的食品,如新鲜的水果、蔬菜等,或口服维生素C片。

(二)产褥期常见症状照护

1. 子宫复旧不全

产后子宫不能按正常情况缩复的现象,称为子宫复旧不全。产妇年龄较大,全身健康状况较差,则子宫复旧较慢;产程延长或难产也会影响子宫复旧;宫腔内胎盘残留或蜕膜剥离不全、子宫内膜炎等均可影响了宫收缩,使恶露明显增多,持续时间延长。血性恶露可长达7天以上,子宫较同期增大且更软或有轻度压痛。其照护措施包括:

(1)按摩子宫。每日应在同一时间嘱咐产妇排尿并按摩子宫使其收缩,每日观察恶露的数量、颜色及气味。

(2)按时服药。若子宫复旧不全,恶露增多、色红而且持续时间长,应督促产妇按时、正确服用促子宫收缩药;若恶露有腐臭味而且有子宫压痛为合并感染,应督促其服用抗生素。

2. 产后宫缩痛

在产褥早期因宫缩引起下腹部阵发性剧烈疼痛,称为产后宫缩痛。产后宫缩痛一般在产后1~2日出现,持续2~3日后自然消失,多见于经产妇。哺乳时反射性催产素分泌增多会使疼痛加重。产后宫缩痛的主要原因是子宫收缩。产后子宫要通过收缩,逐渐恢复到正常大小。多胎产妇及经产妇的痛感更强烈,主要是因为子宫只有加强收缩才能恢复正常大小。其照护措施包括:

(1)安置体位。改变产妇卧姿让其侧卧位,避免长时间站立或久坐,以减少该部位的疼痛,坐时给产妇臀部垫坐垫也会有所帮助。

（2）按摩子宫。在产后初始几天,可用手掌稍微施力帮助产妇做小腹环形按摩,一直到感觉该部位变硬即可,以促进宫腔内残余物质排出。疼痛厉害时,按摩可使子宫肌肉暂时放松,缓解疼痛。

（3）热敷腹部。用热水袋热敷小腹部,每次敷半个小时,注意避免烫伤。

（4）按时用药。若宫缩痛影响到休息及睡眠,应报告医护人员,必要时可以用温和的镇静剂止痛。

3. 产后恶露不止

产后子宫蜕膜,特别是胎盘附着处蜕膜,经阴道排出的含有血液、坏死蜕膜组织等物,称为恶露。恶露按含血液多少、颜色深浅分为血性恶露、浆液性恶露和白色恶露。正常恶露有血腥味,但不臭,持续4～6周。其中血性恶露持续3日,之后逐渐转为浆液性恶露,约2周后变为白色恶露,持续2～3周后干净。若子宫复旧不全或宫腔内残留胎盘、胎膜或合并感染时,恶露量增多,持续时间长且有臭味,这种情况称恶露不止。其照护措施包括:

（1）观察病情。每日观察恶露的颜色、数量及气味。

（2）按时用药。若子宫复旧不全,恶露增多,血性恶露持续时间较长或反复出血、恶露有臭味、子宫压痛,应报告医护人员,按时服药,配合治疗。

4. 产褥感染

产褥感染是指分娩及产褥期生殖道受病原体感染,引起局部或全身的炎症变化。凡产后24小时至10天内,有两次体温超过38℃的,称为产褥感染。严重者可发展为各种急性盆腔炎症,甚至威胁产妇生命。其照护措施包括:

（1）卫生保健。保持良好的个人卫生习惯,临产前2个月内避免盆浴和性生活。

（2）卧位与饮食。产妇宜采取半卧位,有利于恶露引流。保证产妇获得充分休息和睡眠,给予产妇高热量、高蛋白、高维生素的饮食,加强营养支持。

（3）产后观察。应认真做好产后观察,包括体温、恶露量及颜色、子宫复旧情况、会阴伤口在内的各项内容。

（4）会阴照护。保持产妇会阴清洁,每日擦洗2次。擦洗会阴时注意从内到外、从上至下的顺序。擦洗毛巾和盆应专用,毛巾可以用太阳暴晒或煮沸的方法进行消毒。

5. 产褥中暑

产褥中暑是指产妇处于高温、高湿、通风不良的环境中,体内余热不能及时散发,引起中枢体温调节功能紊乱的急性疾病。其表现为高热、水和电解质代谢紊乱、循环衰竭和神经系统功能损害等。产褥中暑发病急骤,发展迅速,处理不当会留下严重后遗症,甚至导致死亡。产褥中暑的种类包括:①先兆中暑,其表现为口渴、多汗、皮肤湿冷、四肢乏力、恶心、头晕、耳鸣、胸闷等,体温正常或略高;②轻度中暑,其表现为体温上升、面色潮红、头痛、呼吸增快、汗闭、脉搏细速等;③重度中暑,其表现为体温继续上升达40℃以上,出现昏迷、谵妄、抽搐、呕吐、脉搏细速、血压下降、呼吸急促、面色苍白等严重症状。其照护措施包括:

（1）预防措施。产褥中暑是可以预防的,重在改变产妇的不良习惯,如在产褥期为"避风"而紧闭门窗,衣着严实,使身体处于高温、高湿环境中。

（2）物理降温。用冰水、酒精擦浴,并在头颈、腋窝、腹股沟等浅表大血管处放置冰袋,或用冰水灌肠等方法,使体温迅速下降至38℃左右。必要时与药物降温同时进行。

6. 产后尿潴留

产妇在产后6～8小时不能自行排尿的情况称为尿潴留。腹部可扪到胀大的膀胱,产妇无尿感,也不能自解。尿潴留会影响子宫的正常收缩。引起产后尿潴留的原因包括:①会阴部伤口肿胀、疼痛,增加排尿困难;②分娩过程中膀胱受胎头压迫较久,影响膀胱收缩功能;③产后对膀胱内张力不敏感,常常无尿感;④产妇不习惯卧位排尿。其照护措施包括:

（1）鼓励排尿。鼓励产妇尽早自行排尿,可以多喝红糖水,产后2～4小时即应搀扶产妇下床,去卫生间自行排尿。

（2）诱导排尿。采取下腹部热敷或用温开水慢慢冲洗外阴等方法,诱导排尿。

（3）以上方法无效时,需通知医护人员,及时解除尿潴留。

7. 产后便秘

由于产褥期胃肠功能减弱,肠蠕动减慢,肠内容物在肠内停留时间长,使水分被回吸收造成大便干结。经过妊娠,腹部肌肉和盆底组织松弛无力排便;产后卧床过久,活动减少以及会阴部伤口疼痛,因而产后经常发生便秘。其照护措施包括:

（1）活动。鼓励产妇产后尽早下床活动,早日开始做产后体操。

（2）饮食。注意产妇的饮食结构,多吃蔬菜、水果或富含纤维类食物,促进肠蠕动,预防便秘,养成定时大便的习惯。

（3）对症药物。如果大便已经秘结,无法排出时可用开塞露,待大便软化后就可以排出;如果连续出现便秘,那么可以服用缓泻剂,如酚酞片、麻仁滋脾丸即可奏效。

8. 痔疮

痔疮是直肠肛管部位的痔静脉丛发生曲张形成的静脉团。产妇发生痔疮的原因较多,妇女怀孕后增大的子宫压迫下腔静脉,影响血液回流,造成肛门周围组织水肿,痔静脉瘀血、扩张而形成痔;分娩时胎头下降及娩出时加重对盆腔血管组织压迫,也会加重痔疮;产妇分娩后活动量减少,基本上以卧床为主,肠蠕动减慢,加上大量进补以蛋白质为主的食物,蔬菜、水果吃得较少等,这些都会使产妇痔疮的发病率增高。其照护措施包括:

（1）预防措施。产妇痔疮要重视预防,并要尽早治疗。产妇的饮食结构要科学合理,荤素搭配,水果、蔬菜齐全,多喝水,养成每天定时排便的习惯,产后尽早下床活动。

（2）对症药物。若出现便秘症状,不要强行排便,可使用开塞露、甘油栓等润滑药物,避免造成肛门裂伤和痔疮加重。痔核脱出时,可用33%硫酸镁溶液湿敷患处,这样做能收敛消肿,再在局部涂痔油膏,用手指轻轻将痔核推入肛门。

（三）产前一般照护

（1）保持环境舒适安静,室内通风良好,空气新鲜。

（2）指导孕妇加强营养，宜摄入高蛋白、高热量、高维生素、富含钙铁的易消化食物。

（3）孕妇应保持良好生活习惯，保证充足的休息与睡眠，睡眠时以左侧卧位为宜；养成每天定时排便的习惯。

（4）注意个人卫生，可采用淋浴或擦洗，禁用盆浴，衣服宜宽大舒适，定时修剪指甲。

（5）督促孕妇胎动计数，每天早、中、晚各测胎动一小时，每小时 3～5 次胎动属正常，每天应累计不少于 10 次，发现异常时应及时报告医护人员。

（6）指导并协助孕妇进行乳房照护，纠正乳头凹陷，为产后哺乳做准备。

（7）了解孕妇心理状态，针对性地做好心理照护，以良好的心态完成分娩过程。

（8）注意观察分娩先兆，若有临产症状，如腹痛、见红、胎膜早破等，应及时报告医护人员。

（四）产后一般照护

1. 环境要求

保持房间空气新鲜，温度适宜。每日通风换气 2 次，注意防对流风，以防产妇受凉。

2. 产后体位

产后应取半卧位，如有会阴侧切，应取健侧卧位，并早期进行翻身，1～2 小时后即可根据个人情况酌情下床走动，需注意防止因头晕、体力不支等跌倒。

3. 饮食指导

忌食生冷刺激性食物，宜食高蛋白、高维生素的易消化食物，多饮汤水，多吃蔬菜、水果防止便秘，少食阿胶、桂圆、人参等活血食物。

4. 密切观察

产后 24 小时内观察生命体征及宫缩、恶露等情况，若发现宫底在脐上或更高，则应考虑子宫出血或膀胱处于充盈状态而影响子宫收缩。如发现异常，要及时报告医护人员。

5. 及时排尿

指导产妇及时补充水分，产后 2～4 小时督促、协助产妇下床自行排尿，下床时注意动作要慢，先在床边坐会儿，无头晕、疲乏等症后再在他人搀扶下站立一会儿再去洗手间。如起床实在有困难，可在床上用便盆解尿；鼓励多饮水，对排尿困难者诱导排尿，如听流水声、温水冲洗会阴、下腹部热敷等，如无效应报告医护人员及早处理。

6. 预防感染

保持外阴清洁、干燥，勤换卫生垫。每日用温水或 1% 碘伏溶液擦洗会阴 2 次；会阴切开者，注意观察伤口愈合情况，有外阴水肿可予 50% 硫酸镁湿热敷。

7. 健康指导

协助生活照护，保证产妇足够的休息及睡眠。产后 24 小时指导产妇做产后保健操，产后 6 周内禁止盆浴，有并发症者应再推迟。防止重体力劳动及下蹲时间过长，以免子宫脱垂。

8. 乳房照护

（1）产后 30 分钟内开始哺乳，按需喂养，哺乳前应洗净乳头，母亲清洁双手，两侧乳房交替吸吮。

（2）协助和指导乳房胀痛产妇做好乳房按摩,疏通乳腺管。

（3）对乳头凹陷或平坦产妇,应耐心帮助纠正,先让宝宝吸吮平坦或凹陷的一侧,若吸吮未成功,可用抽吸法使乳头突出后再吸吮。

（4）对乳头皲裂产妇,引导婴儿正确含接乳头,先吸吮损伤轻的一侧,哺乳后挤出少许乳汁涂在乳头和乳晕上,或局部涂 10％鱼肝油铋剂、60％蓖麻油铋剂等促使伤口愈合。

（5）乳汁不足者应指导产妇使用正确的哺乳方法,增加哺乳次数,进食营养丰富的多汤饮食,保证睡眠。

（6）如乳腺炎疼痛较剧、发热,应酌情哺乳,指导产妇挤出乳汁。

（7）因疾病或其他原因不能哺乳的产妇,应协助指导其尽早退奶。

9. 心理照护

做好心理照护,帮助产妇保持愉快的心情,尽快做好母亲角色转换。

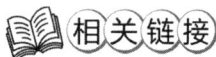

📖 相关链接

产妇"二忌"

一、产妇忌不洗澡、不勤换衣服

产妇的皮肤排泄功能旺盛,可排出大量汗液,以夜间睡眠和初醒时更明显,称之为产褥汗。这是正常生理现象。

临产时产妇因用力,故出汗多;产后产褥汗、恶露以及乳汁沾染皮肤,产妇就需要擦浴,勤换棉布衣衫。出院后产妇可以洗澡,清洁皮肤。这样不仅能防止皮肤感染,促进身体血液循环,促进伤口愈合,有利于产后恢复,还有利于乳汁分泌。但要注意禁盆浴,宜淋浴,洗澡时要注意保暖,时间不宜过长,一般 5～10 分钟即可。

二、产妇产后忌不洗头

在我国有产妇在"月子"里不能洗头的传统习俗,认为洗头会掉头发,日后会引起头痛,其实这是不科学的。

正常人每天可脱发 40～100 根。妇女产后 4～20 周内,脱发明显增多,每天可脱发 120～140 根,这种现象称为休止期脱发。休止期脱发的特点是脱发增多,毛发较稀,但脱发量不会超过总发量的一半。产妇掉头发是正常现象,而非洗头所致。相反,产妇新陈代谢旺盛、汗多,适时洗头、每天梳头能促进头皮局部血液循环,保持发质的健康。尤其在夏天,由于炎热、多汗,头发更应勤洗。但要注意的是,洗脸、洗头最好都用温水,水温不要太高,以产妇不感灼热为好。

（五）新生儿照护

（1）保持新生儿室内阳光充足,空气新鲜,维持室温 24～25℃,相对湿度在 55％～60％。室内应用湿式法定期进行清扫和消毒。

（2）协助母亲和婴儿采用正确、舒适的哺乳姿势，帮助婴儿正确含接乳头。按需哺乳，24 小时不少于 8～12 次，哺乳后抱起婴儿轻拍背部 1～2 分钟以排除胃内空气，防止吐奶。

（3）时刻注意保持新生儿正确体位。新生儿宜侧卧或头偏向一侧，可避免吐奶时分泌物误入呼吸道，同时注意勿用衣物遮挡口鼻，以防窒息。

（4）每天做好新生儿日常照护。每日洗澡 1 次，洗澡时仔细观察全身皮肤情况，做好脐部照护，每日用 75％酒精消毒脐部，保持脐部干燥，防止感染；做好臀部照护，发现脓疱疮、红臀及脐部炎症及时报告医护人员。

第四节　儿科常见疾病照护常规

一、小儿年龄分期和各期的特点

（1）胎儿期。从卵子和精子结合到小儿出生前，约 40 周，这段时间称为胎儿期。此期胎儿生长发育迅速，依赖母体而生存。因此，需做好孕母保健和胎儿保健。

（2）新生儿期。新生儿期即出生后脐带结扎起至 28 天。此期小儿脱离母体，开始"独立"生活，但各种功能不成熟，易发生窒息、出血、溶血、感染等疾病。因此，需做好保暖、喂养、清洁卫生、消毒隔离等工作，即把好"三关"：体温关、营养关、感染关。

（3）婴儿期。出生后到满 1 周岁之前，又称乳儿期。此期是小儿出生后生长发育最快的时期，对热能和营养素的需要量大，而消化吸收功能尚未完善，6 个月后，从母体获得的被动免疫逐渐消失，自身免疫功能尚不成熟，易患感染性疾病。因此，需注意合理喂养，完成基础免疫程序，注意消毒隔离，培养良好的卫生习惯。

（4）幼儿期。从 1 周岁至 3 周岁前为幼儿期。此期小儿体格发育速度较前减慢，而智能发育迅速，活动范围增大，但识别危险的能力不足，接触外界范围较广，而自身免疫力仍较低，感染性疾病发病率仍较高。因此需要注意断乳后的合理营养，加强体质锻炼，注意安全保护，预防疾病。

（5）学龄前期。从 3 周岁至 6～7 岁入小学前为学龄前期。此期小儿体格生长发育处于稳步增长状态，智能发育更加迅速，自理能力增强，易患自身免疫性疾病，如急性肾炎、风湿热等。因此，需加强早期教育，培养良好的道德品质和生活自理能力，防止发生意外，预防感染和传染性疾病。

（6）学龄期。从 6～7 岁到青春期前，又称小学学龄期。此期小儿体格生长状态呈稳步增长，除生殖系统外，其他器官发育到本期末已接近成人水平，智能发育较前更成熟，理解、分析、综合能力逐步增强，是小儿心理发展的重大转折期。感染性疾病发生率相对降低，而近视、龋齿等发生率增高。因此，需注意要有规律的生活与学习，保证充足的营养与休息，加强卫生保健宣教工作，预防近视、龋齿及姿势异常。

（7）青春期。从第二性征出现到生殖功能基本发育成熟为青春期。一般女孩从

11～12岁开始到17～18岁,男孩从13～14岁开始到18～20岁,此期是体格发育的第二次高峰,第二性征出现,接触社会增多,外界环境对其影响更大,易引起心理、行为、精神方面的问题。因此,需保证足够的营养,加强体格锻炼,合理安排作息,及时进行生理、心理卫生和性教育。

二、呼吸系统疾病患儿的一般照护

呼吸系统疾病是儿科的常见病、多发病,其中以急性呼吸道感染最为多见。由于各年龄时期的小儿呼吸系统解剖生理特点不同,使疾病的发生、发展、预后及照护方面各具特点。

(一) 小儿呼吸系统解剖生理及临床表现特点

(1) 易发生呼吸道感染(炎症)。①鼻腔短小,无鼻毛,对吸入空气的温度与湿度的调节功能差,黏膜柔嫩,受冷及干燥空气刺激易发生炎症。②对空气中带有细菌、病毒等生物的尘埃阻挡作用差,且局部免疫功能低下,分泌型 IgA 分泌少。③纤毛运动差,炎性分泌物不易排出,上呼吸道炎症易于向下蔓延。

(2) 炎症发生后临床症状重。由于小儿气道腔狭窄、血管丰富,感染时易充血、肿胀,引起鼻腔狭窄甚至堵塞,表现出张口呼吸、吸吮困难、拒奶、烦躁不安。毛细支气管发育较气管、支气管、肺泡发育慢,下呼吸道炎症早期即出现通气障碍,表现出气喘、呼吸困难等严重症状。肺部感染时易发生肺气肿或肺不张。

(3) 上呼吸道感染易发生喉炎,出现声音嘶哑及吸气性呼吸困难。

(4) 异物及炎症易发生在右支气管。

(5) 婴幼儿少见鼻窦炎,上呼吸道感染时易侵入结膜引起结膜炎及中耳炎。

(6) 因小儿肺脏本身就血多气少,肺炎时气体交换面积小,易使血氧下降,以致多脏器受累发生心衰、呼吸衰竭、消化道功能紊乱、肠麻痹及中毒性脑病等。

(二) 小儿呼吸系统常见疾病一般照护

常见的呼吸系统疾病有:急性上呼吸道感染、急性支气管炎、肺炎、支气管哮喘等。其照护措施包括以下几个方面。

1. 环境

保持室内环境舒适,空气新鲜,定时开窗通风,但要避免直吹或对流风。室温维持在18～22℃,湿度以50%～60%为宜。

2. 休息与保暖

患儿应减少活动,增加休息时间,卧床时头胸部稍提高,使呼吸通畅。

3. 饮食

保证充足的水分及营养。饮食应给予易消化、营养丰富的流质、半流质饮食,多喂水。并注意少量多餐,避免饮食过量影响呼吸。喂哺时应耐心,喂奶时应抱起喂,防止呛咳。

4. 保持呼吸道通畅

(1) 鼻塞的照护。鼻塞严重时,应先清除鼻腔分泌物,后用0.5%麻黄碱液滴鼻,每天2～3次,每次1～2滴,滴液时应头低位,以免药液引起呛咳。对因鼻塞而妨碍吃奶的婴儿,应在喂奶前10分钟滴鼻,使鼻腔通畅,保证吃奶。

(2) 及时清除口鼻分泌物。分泌物黏稠或喘憋明显者应用超声雾化或氧气雾化吸入药物(见图8-4-1);分泌物过多影响呼吸时,应先用吸引器吸痰。

(3) 帮助患儿取合适体位,抬高床头30～60°,以利于呼吸运动和上呼吸道分泌物排出。帮助清除呼吸道分泌物,指导患儿进行有效的咳嗽,排痰前协助转换体位。可五指并拢、稍向内合掌(见图8-4-2),由下向上、由外向内地轻拍背部,边拍边鼓励患儿咳嗽。促使肺泡及呼吸道的分泌物借助重力和震动而易于排出,并可实施吸入疗法及体位引流使痰液变稀,易于咳出。

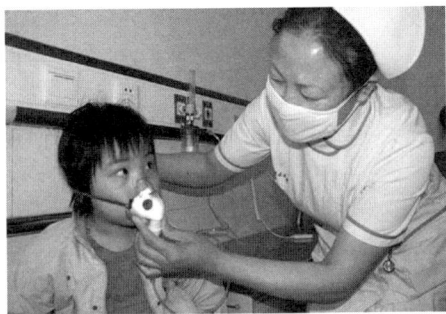

图8-4-1 氧气雾化吸入

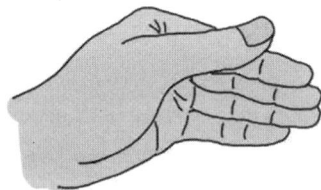

图8-4-2 拍背的手法

(4) 指导和鼓励患儿进行有效咳嗽。

(5) 按医嘱给予祛痰剂。

5. 保持口腔清洁

由于患儿发热、咳嗽、痰多且黏稠,咳嗽剧烈时可引起呕吐,故要保持口腔卫生,以增加舒适感,增进食欲。婴幼儿可在进食后喂适量温开水,以清洁口腔,年长儿应在晨起、餐后、睡前漱洗口腔。

6. 高热的照护

(1) 密切注意观察体温变化,体温在38℃以下时,一般不需特殊处理,体温在38.5℃以上时应降温处理,预防高热惊厥的发生。

(2) 降温。采用正确、合理、综合的降温处理方式:①注意散热,卧床休息,被子、衣服不宜过多、过厚,多喂水。②物理或药物降温,体温过高时可立即头部冷湿敷、头枕冰袋,在颈部、腋下、腹股沟处放置冰袋,或用温水擦浴、冷盐水灌肠。经物理降温后体温无明显下降者,可按医嘱给予退热药如美林、百服宁等。热退后应及时更换汗湿衣服,以免受凉。③预防高热、惊厥发作,患儿高热、烦躁或有惊厥先兆表现,要及时汇报医护人员,以酌情使用镇静剂,预防惊厥。

7. 密切观察病情,及时发现问题并协助医师共同处理

(1) 如果患儿出现烦躁不安、面色苍白、气喘加剧并有心率加速(>160～180次/分)、肝脏在短时间内急剧增大达肋下3cm以上等,这些是心力衰竭的表现,应及时

报告医护人员,并减慢输液速度。

(2)密切观察患儿神志情况、瞳孔的变化及肌张力等,若有烦躁或嗜睡、惊厥、昏迷、呼吸不规则、肌张力增高等颅内高压表现,应及时报告医护人员并协助抢救。

(3)观察有无腹胀、肠鸣音是否减弱或消失,及是否有便血,以便及时发现中毒性肠麻痹。

8. 健康教育及预防

(1)加强营养,适当开展户外活动,进行体格锻炼,增强机体对气温变化的适应能力。根据气温变化增减衣物,避免受凉或过热。合理饮食,合理安排生活,保证小儿充足的睡眠。

(2)在呼吸道疾病流行期间,不要让小孩到公共场所,避免去人多拥挤及通风不良的场所,以免交叉感染。保证室内空气新鲜、流通。

(3)积极预防营养不良、佝偻病、贫血和各种传染病,按时预防接种,增强机体的免疫能力。

(4)对哮喘患儿及家属进行哮喘基本防治知识教育。指导患儿及家属认识哮喘主要诱发因素,避免接触各种可能的诱发因素,加强锻炼,增强体质,预防各种呼吸道感染。教会患儿及家属辨认哮喘发作的早期症状并能做出适当的处理。教会患儿及家长选用长期预防与快速缓解哮喘的药物,并能正确、安全地使用。

三、消化系统疾病患儿的一般照护

消化系统疾病是儿科的常见病、多发病,其中小儿腹泻最为常见。由于各年龄时期小儿消化系统解剖生理特点不同,因此疾病的发生、发展、预后及照护方面各具特点。

(一)小儿消化系统解剖生理特点

新生儿及婴幼儿口腔黏膜薄嫩,血管丰富,唾液分泌少,口腔黏膜干燥,易受损伤和细菌感染;3~4个月时唾液分泌开始增加,5~6个月时明显增多,但婴儿口底浅,不能及时吞咽所分泌的全部唾液,因此常发生生理性流涎。婴儿胃呈水平位,贲门括约肌发育不成熟,幽门括约肌发育良好,婴儿吸奶时常吞咽过多空气,易发生溢奶。小儿肠管相对比成人长,肠系膜柔软而长,升结肠与后壁固定差,易发生肠扭转和肠套叠。肠壁薄,故通透性高,屏障功能差,肠内毒素、消化不全产物和过敏原等可经肠黏膜进入体内,引起全身感染和变态反应性疾病,年龄愈小,肝脏相对愈大,肝细胞再生能力强,不易发生肝硬化。婴儿时期胆汁分泌较少,故对脂肪的消化、吸收功能较差。婴幼儿时期胰腺液及其消化酶的分泌易受炎热天气和各种疾病的影响而被抑制,容易发生消化不良。婴幼儿肠道正常菌群脆弱,易受许多内外界因素影响而致菌群失调,引起消化功能紊乱。

(二)小儿消化系统常见疾病一般照护

常见的小儿消化系统疾病有:口炎、小儿腹泻等。其照护措施包括以下几个方面。

1. 口腔的照护

进食后漱口,多喂温开水,保持口腔黏膜湿润和清洁,清洗口腔应在餐后1小时为宜,动作应轻快,避免呕吐。局部涂药:涂药前先将无菌纱布或干棉球放在颊黏膜腮腺管口处或舌系带两侧,以阻断唾液,然后用干棉球将病变部位黏膜表面吸干净后方能涂药。涂药后闭口 10 分钟,不可马上漱口、饮水或进食。

2.严格消毒隔离

严格消毒隔离,防止感染传播,照护患儿前后要认真洗手。

3.小儿腹泻的照护

(1)口服补液:用于轻、中度脱水及无呕吐或呕吐不剧烈且能口服的患儿,鼓励患儿少量多次口服补液盐溶液(ORS)或者自制的糖盐水等。但千万不要给小儿高糖饮料、碳酸汽水等,因为它们可使腹泻加重。

(2)当小儿出现腹泻次数太多,严重口渴,眼窝凹陷,伴有发烧,不能正常进食和饮水,在家中治疗未见任何好转时,一定要带孩子去医院就诊进行治疗。

4.严密观察病情

(1)监测体温变化。体温过高应给予患儿多喝水、擦干汗液、减少衣服、头枕冰袋等物理措施,做好口腔及皮肤照护。

(2)监测代谢性酸中毒表现。当患儿出现呼吸深快、精神萎靡、口唇樱红等临床表现时,应及时就诊或汇报医护人员。

(3)观察低血钾表现。该表现常发生于输液后脱水纠正时。当发现患儿全身乏力、不哭或哭声低下、吃奶无力、肌张力低下、反应迟钝、恶心呕吐、腹胀及听诊发现肠鸣音减弱或消失,提示有低血钾存在,应及时汇报医护人员。

(4)判断脱水程度。通过观察患儿的神志、精神、皮肤弹性、前囟、眼眶有无凹陷、机体温度及尿量等临床表现,估计患儿脱水的程度,同时要动态观察经过补充液体后脱水体征是否得到改善。

(5)注意大便的变化。观察记录大便次数、颜色、性状、数量等,做好动态比较,为治疗提供可靠依据。

5.调整饮食

无论何种原因的腹泻都要坚持进行喂养。一定不要给小儿禁食,这样会导致脱水加重和逐渐消瘦,发生营养不良从而影响生长发育。应遵循少量多餐的原则:6 个月以下吃母乳的小儿继续母乳喂养,但应注意需比原来次数更多,而且喂母乳的妈妈应该少食脂肪类食物;喂牛奶或奶粉的小儿,在所喂的奶中加相当于平时 2 倍的温开水;已经添加辅食的小儿可给稀粥、烂面条、鱼肉末、少量蔬菜、新鲜水果汁、香蕉泥等,可适当地在食物中加少许盐。严重呕吐者可暂禁食 4~6 小时,暂停乳类喂养,乳糖不耐受小儿改用腹泻奶粉或米汤等。腹泻次数减少后,给予流质或半流质(如粥、面条等),少量多餐,随着病情稳定和好转,逐步过渡到正常饮食。

6.臀部照护

患儿臀部皮肤受大便的刺激易发生尿布皮炎(见图 8-4-3),因此每次大便后均要用温水清洗臀部并吸干水分,然后局部涂上消毒植物油、呋锌油或 40%氧化锌油并按摩片刻,促进局部血液循环。选用柔软棉布类尿布,并及时更换,避免使用不透气塑料布或橡皮布,保持会阴部及肛周皮肤清洁、干燥。女婴儿更应注意会阴部清洁,预防逆行性尿路感染。

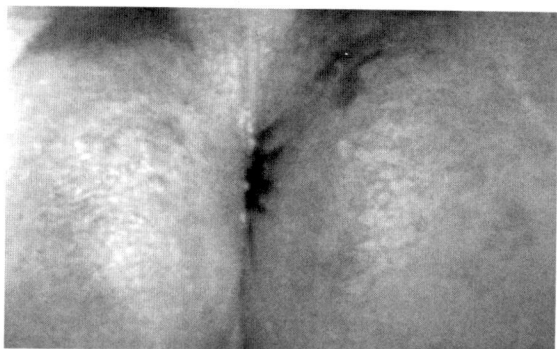

图 8 - 4 - 3　尿布皮炎

7. 健康教育

(1)指导合理喂养。宣传母乳喂养的优点,避免在夏季断奶。按时逐步添加辅食,切忌几种辅食同时添加,防止过食、偏食及饮食结构突然变动。

(2)注意饮食卫生,培养良好的卫生习惯。注意食物新鲜、清洁和食具消毒,避免肠道内感染。教育儿童饭前便后洗手,勤剪指甲。

(3)增强体质。发现营养不良、佝偻病时及早治疗,进行适当户外活动。

(4)注意气候变化。及时添减衣被,防止受凉或过热,冬天注意保暖,夏天多喝水。

📖 **相关链接**

小儿腹泻的饮食禁忌

(1)不能吃生冷和刺激类食物。生冷瓜果、凉拌菜等生冷类以及辣椒、芥末等刺激性食物对肠道有刺激,腹泻时不宜吃。

(2)不能吃会导致腹胀的食物。豆类、过多的牛奶等会使肠内胀气,加重腹泻,因此不宜吃。某些小孩因不能消化牛奶中的乳糖而致泻,所以腹泻时可暂停含乳糖的乳制品,待病愈后缓量摄取,直到逐渐适应。但酸牛奶含有乳酸杆菌,能抑制肠内有害细菌,且无乳糖,可以食用。

(3)不能吃高糖食物。糖果、巧克力、甜点等含糖量较高,糖在肠内会引起发酵而加重胀气,故应少吃糖。

(4)不能吃高脂食物。因腹泻时消化能力降低,奶油、肥肉、油酥点心等高脂肪类食物,常因脂肪未消化而导致腹泻,造成腹泻不止。

(5)不能吃不易消化的食物和垃圾食品。油炸、烧烤等方式的加工,会导致食物难以消化,造成腹泻。火腿、香肠、腌菜、方便面等过度加工的垃圾食品中包含有害成分,肠道会将这些有害物排除,这是致泻因素之一。

（6）不能吃粗纤维较多的食物。芹菜、菠菜、韭菜、榨菜、笋类等含粗纤维素较多，能加速肠蠕动，加重腹泻。

四、泌尿系统疾病患儿的一般照护

泌尿系统疾病是儿科的常见病、多发病，其中急性肾小球肾炎发病率位于首位，其次是肾病综合征。由于泌尿系统疾病的病因、发病机制、病理生理、临床表现、治疗要点及预后不同，其在照护和健康教育等方面也各有其特点。

（一）小儿泌尿系统解剖生理特点

小儿的肾脏相对较大，而且位置较低。婴幼儿输尿管长而弯曲，女婴尿道长度仅1～3cm，且靠近肛门，易受污染引起逆行性感染；男婴尿道虽长（5～6cm），但常有包皮过长，易发生污垢积聚，引起逆行性感染。

（二）小儿泌尿系统常见疾病一般照护

小儿泌尿系统常见疾病包括：急性肾小球肾炎、肾病综合征、泌尿道感染等。其一般照护措施包括：

（1）休息。休息可减轻心脏负担，减轻水肿，减少并发症。急性期或伴有严重并发症患者，应绝对卧床休息。如急性肾小球肾炎的照护一般起病2周内应卧床休息，待水肿消退、血压降至正常、肉眼血尿消失后，可下床轻微活动；血沉恢复正常可上学，但仍需避免体育活动；尿沉渣细胞绝对计数（Addis计数）正常后恢复正常生活。但肾病综合征的患儿除严重水肿和高血压外，一般无须卧床休息，即使卧床也要经常变换体位，以防止血栓形成。当腹水严重时，出现呼吸困难，则应采取半卧位。

（2）饮食管理。依病情而异，治疗饮食遵医嘱。少尿时，应限制水和钠盐的摄入，每日食盐量1～2g，严重病例钠盐摄入量控制在每日60mg/kg，有氮质血症时，限制蛋白质的摄入量，给优质动物蛋白每日0.5g/kg；供给高糖饮食以满足热量的需求；严重浮肿、尿少时应限制水的摄入。而肾病综合征患儿的蛋白质摄入量控制在每日1.5～2.0g/kg，以高生物效价的优质蛋白（如乳、蛋、禽、牛肉等）为宜，若蛋白摄入过量造成肾小球高滤过，可导致细胞功能受损。当尿量增加、水肿消退、血压正常后，可恢复正常饮食，以保证小儿生长发育的需要。

（3）病情观察。①生命体征：根据疾病各时期轻重不同，定期或不定期进行观察，特别要注意血压变化，若突然出现血压升高、剧烈头痛、呕吐、一过性失明、惊厥等，提示高血压脑病发生，应立即配合医生救治。②体重：每日或隔日测体重一次，并注意观察水肿程度及部位。③尿液及出入量：观察患者尿量及尿液颜色、性状、气味等变化。每周定期化验尿常规和比重。必要时记录饮水量及尿量或24小时出入水量。若持续少尿，则提示可能有肾衰竭；若尿量增加，肉眼血尿消失，则提示病情好转。④观察用药反应：使用糖皮质激素、免疫抑制剂、抗凝药物、利尿药及中药等，要严密观察药物的疗效、副作用等。

（4）皮肤照护。应注意保持患儿皮肤清洁、干燥，及时更换内衣；保持床铺清洁、整齐，被褥松软，应经常翻身；患儿腋窝及腹股沟处每日擦洗1～2次，并保持干燥，预防感染；臀部及四肢水肿严重时，受压部位可垫棉圈，或用气垫床；阴囊水肿，可用棉垫或吊带托起;皮肤破损可涂碘伏预防感染。严重水肿者应尽量避免肌内注射,因水肿严重,药物不易吸收,可从注射部位外渗,导致局部潮湿、糜烂、感染。

(5)对症照护。高热、头痛、腰痛的患儿遵医嘱应用解热镇痛剂缓解症状。尿道刺激症状明显者,酌情应用阿托品、山莨菪碱等抗胆碱药或应用碳酸氢钠碱化尿液以减轻症状。肾区疼痛时,给予热敷。肾绞痛时,按医嘱使用镇痛剂或解痉剂;排尿疼痛时,可行膀胱区热敷。服用碱性药物时,需多饮水。保持会阴部清洁,便后冲洗外阴。小婴儿勤换尿布,尿布用阳光暴晒或开水烫洗晒干,必要时煮沸、高压消毒。

(6)正确、及时留取尿标本。送检尿标本应避免污染,常规清洁消毒外阴后取中段尿标本。

(7)健康教育要点。①向患儿及家长宣传疾病的有关知识,解除其焦虑等心理。②急性肾小球肾炎患儿患病后的前2周,强调限制患儿活动,嘱其卧床休息(控制病情进展的重要措施,关键阶段)。③强调预防感染的重要性,使患儿及家长能采取有效措施避免感染,不去公共场所,并根据季节做好防护措施,避免呼吸道和皮肤感染。一旦发生,应及早应用抗生素彻底治疗。④强调激素治疗的重要性,使患儿及家长主动配合并坚持按计划服药,尤其避免骤然停药,指导家长做好出院后的家庭照护。⑤关心、爱护患儿,多与患儿和家长交谈,指导家长多给患儿心理支持,使其保持良好的情绪;恢复期可参加一些轻松的娱乐活动,安排一定的学习,以增强患儿的信心,使其能积极配合治疗。同时做好心理指导,防止激素导致的自我形象紊乱引起自卑、焦虑等心理。⑥指导家长为婴儿勤换尿布,幼儿不穿开裆裤或紧身裤,便后洗净臀部,保持清洁;女孩清洗外阴时从前向后擦洗,单独使用洁具,防止肠道细菌污染尿道,引起上行性感染;及时处理男孩包茎、女孩处女膜伞症及蛲虫病等,积极减少感染因素。⑦做好定期门诊随访。

五、血液系统疾病患儿的一般照护

小儿血液系统常见疾病有:贫血、急性白血病。常见症状为:贫血、出血、继发感染。其一般照护措施包括:

(1)患儿卧床休息,注意安全,预防外伤。

(2)饮食上给予患儿高蛋白、丰富维生素、易消化饮食,如有消化道出血情况应暂时禁食。

(3)出现鼻出血情况应予正确的按压(见图8-4-4),让小儿坐下、全身放松,用大拇指和食指压迫鼻中部5～10分钟。切勿仰头。

(4)高热者一般用物理降温(但禁用酒精擦浴)。

(5)密切观察患儿的出血倾向。如发现剧烈头痛、便血、呕血、皮肤黏膜及鼻腔出血等,应及时报告医护人员对症处理。

图8-4-4 鼻出血正确的按压方式

(6)化疗进行期间,密切观察药物疗效和不良反应,注意保护好患儿的血管,防止药物外渗,一旦外渗要及时采取相应的措施。

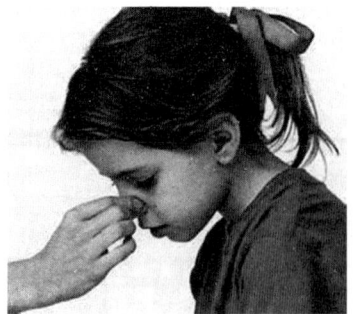

（7）注意避免到人群聚集的地方活动,注意保暖,避免受凉,预防各种感染。

（8）健康教育。指导患儿进行自我保护,预防出血,如不玩尖利的玩具和使用锐利的工具,不做剧烈的、有对抗性的运动,常剪指甲,选用软毛牙刷等,忌服阿司匹林药物,避免感冒,衣着合适。

六、传染性疾病患儿的一般照护

小儿时期免疫功能低下,传染病发病率较成人高,且起病急、症状重、病情复杂多变,容易发生并发症,因此要做好传染病患儿的照护。常见的传染性疾病有:麻疹、水痘、腮腺炎、百日咳、白喉、流行性乙型脑炎、中毒性痢疾、脊髓灰质炎、肝炎、手足口病等。其一般照护措施包括:

（1）保持空气新鲜流通。房间内注意通风、换气,维持室温在 $18\sim22℃$ 、湿度在 $50\%\sim60\%$,衣被穿盖适宜,忌捂汗,出汗后及时擦干,更换衣被。

（2）维持正常体温。绝对卧床休息至皮疹消退、体温正常,麻疹禁用冷敷及酒精擦浴,水痘患儿如有高热,可物理降温或服适量退烧药,但禁用阿司匹林。

（3）加强皮肤照护。每日温水擦浴更衣,麻疹患儿禁用肥皂,腹泻患儿注意臀部清洁。勤剪指甲防抓伤皮肤,继发感染。小婴儿可以戴手套。保持皮肤完整性和清洁,避免搔抓,无破溃时可用炉甘石洗剂,疱疹破溃继发感染时可按医嘱予抗生素软膏。做好口腔照护,并加强眼耳口鼻的照护。

（4）保证营养供给。给予清淡易消化的半流食或流食,如稀粥、豆浆、蒸蛋等,少量多餐,以增加食欲,易于消化。多饮水,以利排毒、退热,恢复期给予高蛋白、高维生素的食物。

（5）病情观察。保持呼吸道通畅,观察有无呼吸困难,观察有无并发症,观察有无脑炎表现。

（6）预防感染的传播。隔离患儿,切断传播途径,保护易感人群。

（7）健康教育。向家长及患儿介绍疾病相关知识,注意观察接触过患儿的易感儿童,按时预防接种。

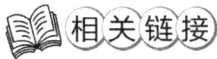

📖 相关链接

手足口病的 7 个早期"信号"

（1）婴儿哭闹次数增多、口水增多、饮食不正常、食欲下降、拒食、易惊等;

（2）大一点儿的孩子出现嗜睡、呕吐、头痛、手抖、脚抖、走不稳等情况;

（3）手、足、口等部位出现疱疹;

（4）臀部或膝盖出现皮疹;

（5）口腔黏膜出现散在的疱疹,疼痛明显;

（6）高烧 $39℃$ 以上,且持续三天不退;

（7）病情重的小儿还会出现肌肉痉挛、脑炎、心肺衰竭等症状。

一旦孩子出现这些症状,特别是有手足口病接触史的,一定要引起重视,及时带孩子就诊。

课后小结

通过学习呼吸系统、循环系统、消化系统、泌尿系统、血液系统、神经系统等常见疾病的一般照护常规和主要症状照护,使陪护员了解了内科、外科常见疾病的一般照护常规知识,并能对主要症状、手术前后进行照护。

通过学习妇科患者的一般照护及常见疾病症状照护,女性妊娠期、产褥期常见症状照护和产前/产后的一般照护,使陪护员能够识别妇产科常见疾病的症状,学会对妇产科常见疾病患者进行生活照护。

通过学习儿科疾病照护常规,使陪护员了解了小儿各系统生理解剖特点及儿科疾病的一般照护,并能应用相关知识对患儿进行照护。

本章思考题

1. 促进有效排痰的方法有哪些?

2. 如何做好呕吐患者的照护?

3. 运动障碍患者如何保障其安全?

4. 如何做好石膏绷带固定患者的照护?

5. 手术后患者如何安置卧位?

6. 女性生殖系统常见疾病的症状有哪些?

7. 孕妇孕期有哪些常见的症状?

8. 如何做好孕妇孕期常见症状的照护?

9. 腹泻患儿如何进行饮食调整?

10. 高热患儿的降温方法有哪些?

11. 鼻出血正确的处理方法是什么?

(叶国英　徐小萍　袁黎君)

参考文献

[1] 张继英.养老护理员[M].北京：中国劳动社会保障出版社,2005.

[2] 陈立新,杨宝祥.养老护理员职业技能培训辅导教程[M].北京：中国社会出版社,2012.

[3] 林蓓蕾,张振香,李艳红,等.国内外护理员发展状况及培训模式研究[J].全科照护,2013,11(17)：1623-1624.

[4] 陈晓红.护理员[M].北京：人民卫生出版社,2013.

[5] 发展家庭服务业促进就业部际联席会议办公室.家政服务员[M].北京：中国劳动社会保障出版社,2012.

[6] 万梦萍,匡仲潇.护工[M].北京：中国劳动社会保障出版社,2013.

[7] 黄建萍.临床护理礼仪[M].北京：人民军医出版社,2012.

[8] 郑海燕,李凤兰,盛海娥.护理人员与老年患者沟通的技巧[J].中国社区医师,2012,12：359.

[9] 吴之明,余剑珍.照护学基础[M].上海：同济大学出版社,2013.

[10] 陈健尔.护理人文学[M].浙江：浙江大学出版社,2008.

[11] 宋玉霞.医院护工职业防护现状及探讨[J].科技信息,2009(30)：742.

[12] 朱晓卓.卫生法律实务[M].南京：东南大学出版社,2013.

[13] 田侃.民商法概论[M].南京：东南大学出版社,2009.

[14] 王焕林.医学心理卫生学导读[M].北京：人民军医出版社,2012.

[15] 胡佩诚.临床心理学[M].北京：北京大学医学出版社,2009.

[16] 周郁秋.心理学基础[M].北京：高等教育出版社,2009.

[17] [英]尼科尔斯(Nichols K).临床心理护理指南.刘晓虹,吴菁,等译.北京：中国轻工业出版社,2007.

[18] 赵淑萍.实用护理心理学[M].北京：北京大学医学出版社,2011.

[19] 井西学,刘隆祺.医学心理学[M].北京：科学出版社,2007.

[20] 吴玉斌,郎玉.护理心理学[M].2 版.北京：高等教育出版社,2007.

[21] [英]萨尔蒙(Salmon P).实用医疗心理学[M].陈建国,蔡厚德,译.北京：中国轻工业出版社,2007.

[22] 沈雪妹,汪敏.医学心理学[M].上海：上海交通大学出版社,2006.

[23] 钱明.健康心理学[M].北京：人民卫生出版社,2007.

［24］刘端海,陈礼翠,李巫熙.护理心理学［M］.武汉：华中科技大学出版社,2011.

［25］杨艳杰.护理心理学［M］.3 版.北京：人民卫生出版社,2012.

［26］刘晓虹.护理心理学［M］.2 版.上海：上海科学技术出版社,2010.

［27］苑杰.医学心理学［M］.北京：清华大学出版社,2013.

［28］陈素坤,周英.临床护理心理学教程［M］.北京：人民军医出版社,2007.

［29］赵军燕.健康心理学［M］.北京：开明出版社,2012.

［30］［美］谢利·泰勒(Shelley E Taylor).健康心理学［M］.朱熊兆,唐秋萍,蚁金瑶,译.北京：中国人民大学出版社,2012.

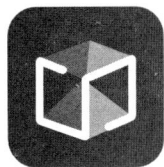
浙江大学出版社

ZHEJIANG UNIVERSITY PRESS

互联网+教育+出版

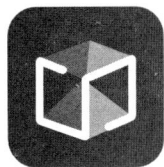

立方书

教育信息化趋势下，课堂教学的创新催生教材的创新，互联网+教育的融合创新，教材呈现全新的表现形式——教材即课堂。

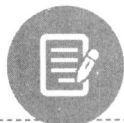 轻松备课　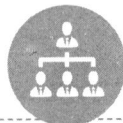 分享资源　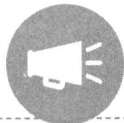 发送通知　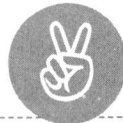 作业评测　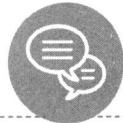 互动讨论

"一本书"带走"一个课堂"　教学改革从"扫一扫"开始

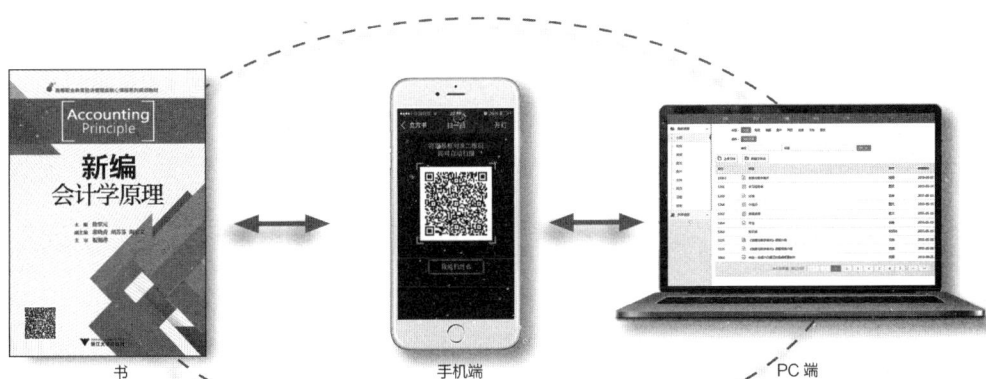

书　　　　　　　　手机端　　　　　　　PC端

打造中国大学课堂新模式

【创新的教学体验】

开课教师可免费申请"立方书"开课，利用本书配套的资源及自己上传的资源进行教学。

【方便的班级管理】

教师可以轻松创建、管理自己的课堂，后台控制简便，可视化操作，一体化管理。

【完善的教学功能】

课程模块、资源内容随心排列，备课、开课，管理学生、发送通知、分享资源、布置和批改作业、组织讨论答疑、开展教学互动。

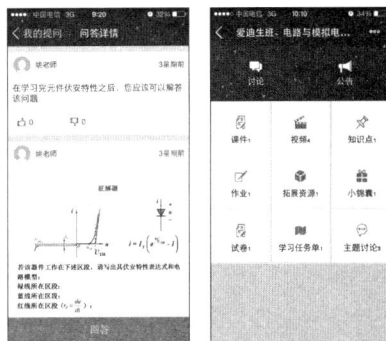

扫一扫 下载APP

教师开课流程

➡ 在APP内扫描封面二维码，申请资源
➡ 开通教师权限，登录网站
➡ 创建课堂，生成课堂二维码
➡ 学生扫码加入课堂，轻松上课

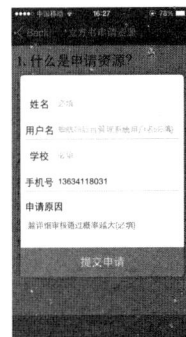

网站地址：www.lifangshu.com
技术支持：lifangshu2015@126.com；电话：0571-88273329